마음 챙김, 아로마 테라피

마음 챙김, 아로마 테라피

초 판 1쇄 2022년 01월 13일
초 판 3쇄 2022년 12월 29일

지은이 서혜윤
펴낸이 류종렬

펴낸곳 미다스북스
총괄실장 명상완
책임편집 이다경
책임진행 김가영, 신은서, 임종익, 박유진

등록 2001년 3월 21일 제2001-000040호
주소 서울시 마포구 양화로 133 서교타워 711호
전화 02) 322-7802~3
팩스 02) 6007-1845
블로그 http://blog.naver.com/midasbooks
전자주소 midasbooks@hanmail.net
페이스북 https://www.facebook.com/midasbooks425

ISBN 978-89-6637-222-5 03510

값 **17,500원**

마음 챙김, 아로마 테라피

AROMA THERAPY

향기를 통해 나를 찾아가는 여행

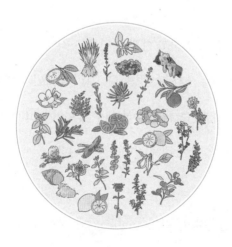

서혜윤 지음

미다스북스

어렸을 적부터 몸도 약하고 예민한 탓에, 나의 몸과 마음을 평생 다스리며 살아가야겠다는 생각을 했습니다. 그리고 나만의 방법을 알아내었습니다. 그것이 요가였습니다. 20살 때부터 이어온 요가 강사 생활을 하면서도, 항상 새로운 삶에 대해 갈망을 했습니다.

어린 나이에 결혼하고, 아이를 낳고 살던 삶이 답답하게 느껴졌습니다. 엄마가 쓰러지시고, 나를 도와줄 이는 아무도 없는 삶도 답답하고 우울하다고 느꼈습니다.

그렇게 요가 매트 위의 한 시간은 삶에서 느끼는 답답하고 우울한 마음들을 달래주었습니다. 하지만, 부정적인 생각과 삶의 방식은 나의 긴 고통을 달래주기엔 충분하지 않았습니다.

그렇게 마음의 괴로움이 지속해서 계속되니 우울증이 왔습니다. 심리 상담을 다니면서도 나의 이야기를 쏟아내야 행복할까 하고 생각했습니다. 하지만, 억지로 나의 어린 시절의 기억부터 끌어내려 한다는 느낌을 받았습니다. 퍼즐을 끼워 맞추는 듯한 느낌. 언어로 나의 감정을 끌어내려 하는 과정이 쉽지 않았습니다. 분명 나를 알아가는 과정이었지만, 상담이 끝난 후 집에 오면 다시 공허해졌습니다.

그때 만난, 한 방울의 에센셜 오일. 향기를 원래 좋아했던 저는 식물의 향기, 아로마라는 것을 만나게 되었습니다. 그렇게 뭔지 모르는 이끌림에 공부를 시작하였습니다.

'오늘 내가 끌리는 향기가 뭐지.' 하고 고른 아로마를 디퓨징하며 눈을 감을 때 온몸이 이완되면서 소름이 돋았습니다. 30년 평생 진정 나를 위한 쉼을 줘본 적이 있는가 하는 생각에 눈물이 났습니다.

항상 새로운 삶을 갈망하고, 지금의 삶은 부정적으로 느끼고 살아왔습니다. 그렇게 새로운 삶으로 나가고 도전했습니다. 하지만 새로운 세계에서도 저는 항상 그 안에서 마음의 불안정함을 좇고 살았습니다. 그런데 지금 내 옆에서 함께하고 있는 식물의 향기, 아로마의 향기는 나의 마음을 진정시켜주었습니다. '너는 이 땅 위에 있잖아. 잘해왔잖아. 마음의 여유를 가지고 살아가도 돼.'라고 말해주는 듯했습니다.

내가 끌리는 향기를 고르는 행위 자체는 내 마음을 위로하는 것이었습니다. 진정으로 내가 원하는 일을 일상생활 속에서 때때로 해본 적이 있는가 하고 생각해보았습니다. 원하는 삶과 미래를 위해서 현재의 시간과 마음에 소홀하지 않았는지 생각해보게 되었습니다. 그래서 저는 현재의 마음에 집중하기로 했습니다. 현재의 나의 마음이 어떤지 알아보기로 했습니다. 그리고 지금 내가 끌리는 향기, 아로마는 나의 어떤 마음을 위로해주고 있는지 알아보고 싶었습니다.

우리가 지금 당장 끌리는 향기는, 나의 몸과 마음에서 필요로 한다는 것을 알았습니다. 그리고 내가 지금 이 향기가 좋다면, 지금 나의 마음에 어떤 위로를 주고 싶은 것인지 공부를 해나갔습니다. 그렇게 나의 상황과 아로마가 해주는 위로의 이야기가 나와 나의 내면이 서로 더 잘 통하게 했습니다.

지금 현재 나의 마음을 알아보고 싶다면, 혹은 마음을 구체적으로 알지 못하더라도, 아로마의 이야기와 소통해보세요. 그렇게 내 마음과 소통하고 내면을 들여다보는 계기가 될 것입니다.

지금껏 시중에 나온 아로마에 관련된 책은 실용서가 많습니다. 아로마의 화학적인 부분의 이야기, 그리고 실생활에 적용하는 법과 레시피들이 주를 이루었습니다. 저는 다른 무엇보다도 아로마의 향기와 우리의 마음을 이야기하고 싶었습니다. 아로마는 분명 우리의 마음을 다스려주는 효율적인 매개체가 되거든요.

저는 요가를 사랑하는 사람입니다. 요가와 아로마의 적용으로 저의 마음이 많이 위로되었습니다. 그리고 그 위로가 많은 사람들에게 전달되기를 간절히 기도했습니다. 호흡과 명상을 통해서도 우리는 우리의 내면을 살펴볼 수 있습니다. 그곳에 아로마의 향기가 더해진다면, 짧은 시간에 더 깊숙이 들여다볼 수 있습니다.

요가, 호흡, 명상뿐 아니라 우리가 살아가는 일상생활 곳곳에서도 아로마의 향기는 우리의 마음에 치유의 이야기를 해주고 있습니다. 그 마음의 위로를 알아차리며, 당신은 혼자가 아님을 이야기해주고 싶었습니다. 우리가 살아가는 온 공기와 식물의 향기 분자는 당신 곁에 늘 있음을, 온 우주가 당신을 격려하고 있음을 알게 해주고 싶습니다.

우리는 태초부터 주어진, 식물이라는 매개체를 통해 늘 도움을 받으며 살아가고 있습니다. 우리의 건강과 호흡을 통해서, 식물의 색깔 그리고 향기를 통해서 인간은 마음의 안정을 누릴 수 있습니다. 한 가지 명심할 것은 아로마, 요가, 호흡, 명상, 기도 모든 것은 다 내면의 성장을 위한 길이지 그것 자체가 목적은 아니라는 것입니다.

이 책을 읽으시면서 저의 이야기가 아로마의 향기와 함께 당신의 마음에 위로가 되었으면 좋겠습니다. 그리고 더 나아가 독자분들께 단단한 내면의 성장과 더불어 더 잘 살아나가는 삶이 만들어지기를 간절히 기도합니다.

제가 이 과정까지 올 수 있도록 도와준 나의 신랑에게 감사드립니다.

그리고 나의 아이들도 바쁜 엄마를 이해해주고 사랑스럽게 잘 자라주어 늘 감사합니다. 아로마에 대해 알 수 있도록 많은 노력을 기울여주신 김유하 선생님께도 감사드립니다. 그리고, 제가 살아가는 데 있어 너무도 중요했던 지식인 체형 개선과 근육의 세세한 부분까지 다 케어할 수 있도록 알려주신 한결같으신 강태성 교수님께도 감사드립니다. 요가의 철학과 삶의 방향성에 대해 다시금 뒤돌아볼 수 있게 도와주신 사랑이 가득한 조수연 원장님께도 감사드립니다. 이 책을 쓸 수 있도록 도와주신 김태광 코치님께도 깊은 감사의 말씀을 올립니다. 감사합니다.

목

차

1
장

향기를 통해 나 자신을 찾아가는 여행

2

장

상처를 치유하는 마음 다스림, 아로마 테라피

3
장

몸과 마음의 통증을 치유하는 향기의 힐링

4
장

마음의 감각을 깨우는 아로마 테라피

5
장

결국 부드러움이 강함을 이긴다

AROMA THERAPY

향기를 통해 나를 찾아가는 여행

향기를 통해
나 자신을
찾아가는 여행

01

○

나를 나답게 해주는
향기는 없을까?

어렸을 때 나는 머리가 좋았고, 상상력이 풍부하며, 항상 꿈이 있었다. 중학교 때는 학원을 다니지 않아도 전교 1등을 많이 했다. 공부 잘하는 아이들이 모여 있는 고등학교에 들어갔다. 시험을 쳐서 들어간 고등학교였다. 그리고 여고였다. 그곳에는 정말 예쁘고 착하고 공부를 잘하는 친구들이 많았다. 그때서야 현실감이 왔다. 나는 공부를 잘하니, 연고대는 갈 수 있을 거라 생각했다. 하지만, 그게 아니었다.

그래도 주어진 상황에 최선을 다하는 나였다. 고등학교 1학년 때 영어

모의고사 점수가 40점으로 바닥이었다. 그러나 3년 동안 인생에 이렇게 중요한 순간이 있을까 하며 정말 열심히 공부했다. 그리고 수능 때는 영어 듣기 문제 하나만 틀렸다. 이것이 나의 3년간의 노력을 말해주는 듯했다. 하지만 언어 영역에서 그동안 모의고사 점수에서 나왔던 점수만도 못한 점수가 나왔다. 수능의 첫 시간에서 느꼈던 긴장감 때문이었던 듯하다.

그렇게 뜻하지 않게 이과의 대학교에 입학하게 되었다. 이과의 대학교에서 내가 할 수 있는 건 많이 없었다. 미분 적분은 아무리 문제를 달달 외워도 F를 맞았다. 나는 내가 설레는 일을 하고 싶었다. 나에 대한 호기심이 이때부터 시작된듯 하다.

나는 어렸을 적부터 몸이 자주 아팠다. 계절이 지날 때마다 몸살을 앓곤 했다. 그러니까 두 달 반에 한 번은 몸져누운 것이다. 항상 골골대는 내가 안타까워 우리 부모님은 한약을 지어주시곤 했다. 매년, 매번 한약을 지어주시다 안 되겠는지 사슴을 사서 키우시기까지 하셨다. 사슴의 뿔, 녹용을 나에게 먹이기 위해서였다.

스무 살이 되고, 대학에 입학한 나는 매일 술을 먹고 놀기 바빴다. 고등학생 때까지 해보지 못했던 것을, 대학교 1학년 때 다 해보고 싶었다. 백지 시험지 내기, 번호 한 줄로 세우기 등도 해봤다. 그렇게 학사경고도 맞을 뻔했다. 그러다가 우연히 요가 학원에 가게 되었다.

키도 크고 몸매도 좋고, 피부도 하얗고, 너무나 예쁜 요가 선생님에게 첫 수업을 들었다. 그때는 비크람 요가가 유행이었다. 선 자세도 많이 하고, 땀도 정말 많이 나는 운동이었다. 골반과 경추가 삐뚤어진 나는, 선생님의 작은 터치로 밸런스를 잡았다. 예쁜 선생님이 나의 좌우 균형을 잡아주니 기분이 너무 좋았다. 그렇게 3개월간 꾸준히 요가를 하러 다니다 보니, 몸에 활력이 생기기 시작했다.

아픈 횟수도 줄었고, 긍정적인 성격의 사람으로 변하게 되었다. 몸매도 자연스레 아기 몸매에서 아가씨 몸매로 예뻐지게 되었다. 우리 엄마는 당시 안경광학과에 다니던 나에게 "요가 평생 해라."라고 하셨다. "요가 강사는 결혼하고 나서도 할 수 있잖아. 너는 요가 계속해서 해야 될 것 같아."라고 하셨다. 그만큼 내가 건강하고 예뻐진 것이다.

그러다 결혼을 했다. 아이를 낳고, 우리 엄마가 말씀하신 대로, 신랑이 원하는 대로 주는 생활비에 감사하며, 아이만 오롯이 키우는 것이 참된 여자의 의무라고 생각하며 살아갔다. 하지만 마음속으로는 나의 잠재력을 발휘하지 못해 항상 답답했다. 그때 당시에는 내 진정한 마음을 인지하지 못했다. 아기 키우고 집안일 하는 게 힘들다고 징징대었을 뿐이다.

그렇게 나를 달래주던 엄마가, 아빠의 고집을 못 이기던 엄마가, 뇌졸중으로 쓰러졌다. 언니들과 나는 엄마가 마음의 병으로 인해 쓰러졌다고 확신했다. 엄마는 3년 후엔 유방암까지 발병되었다. 엄마는 힘든 항암 치료로 인해 치매를 앓기 시작했다.

우리 가족은 모두 무너져 내렸다. 건강하고 예쁘고 똑똑하던 우리 엄마가 단기간에 건강도, 빛도, 돈도 모두 잃어가는 모습을 고스란히 지켜보게 되었다. 언니들 한 명, 한 명도, 나도 마음에 병이 들었다. 집에서 큰아이를 안고 많이 울었다. 신랑이 출근하면 맨날 울고 앉아 있었다.

그리고 그 모든 원망이 신랑에게로 향했다. 이렇게 살다가, 육아만 하다가, 아이들 다 크고 진싸로 인생을 즐기려고 할 때, 엄마처럼 쓰러질 것 같았다. 그래서 전쟁을 선포하듯 대학원을 다니고, 교수님 센터에서 근무하며 나의 커리어를 쌓는 데 집중했다.

나는 〈체형교정센터〉에서 일하면서, 작은 근육 하나하나까지 케어하는 법을 배우고, 일대일 PT를 하고 있었다. 시간당 3만 원짜리 요가 강사에서 시간당 6만 원의 페이를 받는 트레이너가 되었으니 더 나아지고 있는 삶이라 생각했다.

그런데 나와 같이 수업을 듣는 20대 초반의 젊은 남자 트레이너들은 시간도 많고 온종일 센터에 붙어 있다 보니 실력이 일취월장했다. 같이 2년을 공부했는데, 그들은 전문가, 나는 전문가 흉내밖에 못 내는 것 같았다. '내가 이 남자들을 이길 수 있는 방법이 뭘까?' 생각했다. 그러다 여자만이 할 수 있는 것, 임산부 트레이너를 해야겠다고 생각했다. 자격증을 따고 퍼스널 브랜딩을 했지만, 나를 찾아주는 사람은 없었다.

내 인생에 대해 그렇게 많이 노력하는데도 많은 좌절을 겪으면서 나는 〈심리상담센터〉를 다니고 있었다. 마음이 진정되지 않았고, 분노가 쌓임에도 어디에서도 풀 수가 없었다. 아침에 요가 한 시간을 하고, 〈심리상담센터〉를 찾아가던 나는 정말 마음이 나약한 사람이었다. 당시 나에게 내 마음을 알려주는 사람은 단 한 명도 존재하지 않았다.

그러다가 에센셜 오일 향기를 맡게 되었다. 향기를 접하고 난 후, 이상하게 내 마음이 너무 편해졌다. 그전에도 향기를 좋아해서 향수를 뿌리고 다니던 나였다. 그러다 에센셜 오일, 아로마의 향기를 맡으니 몸이 노곤노곤 싹 풀리는 느낌이 들었다. 이거구나, 이거 공부해봐야겠구나 싶었다.

이제 마지막 나의 분야라 생각하고 공부했다. 신기하게도 아로마 테라피는 그동안 내가 해왔던 일에 모두 접목이 가능했다. '이것을 하려고 내가 그동안 공부해왔구나.'라는 생각이 들었다. 아로마 테라피를 강의하러 다니면서 희한하게 요가를 했던 것도, 체형 교정을 했던 것도, 수기 근막 이완을 했던 것도, 임산부를 케어한 것도, 심지어 아이들을 케어하는 것까지 모든 것을 인정받는 듯한 느낌이 들었다.

나는 향기를 참 좋아했다. 그리고 식물도 좋아했다. 전교생 70명이었던 초등학교는 분교였다. 시골의 분교는 산으로 둘러 싸여 있었다. 그리고 우리 집도 산으로 둘러싸여 있었다. 나는 항상 사계절 내내 변하는 자연의 세계를 몸으로 느끼며 살았다. 식물의 이름을 알진 못해도 길가에 핀 다양한 꽃들을 보며 설렘을 느끼곤 했다.

지나가다가 코를 찌르는 듯한 향기가 나면, 어디에서 나는 것인지 찾아다니곤 했다. 키가 큰 엉겅퀴를 한참을 바라보던 기억이 난다. 그 당시엔 하트가 줄을 지어 서 있는 모양의 금낭화를 사랑했고, 아카시아 나무의 향기를 사랑했었다.

여름에 흐드러진 녹 내음을 음미하는 건 짜릿했다. 여름의 냄새, 그것은 흙과 나무와 꽃에서 나는 냄새였다. 새벽에 오는 축축한 여름의 냄새를 참 좋아했다. 겨울이 되면, 다른 곳보다 우리 집은 훨씬 더 추웠다. 겨울의 살을 뚫는 듯한 차가운 바람과 딱딱하게 마른 흙은 몸을 얼어붙게 했다. 그렇게 자연을 몸소 느끼며 살았다.

나에게는 자연에서 주는 선물을 너무 당연한 것으로 여겼다. 나는 도시로 나가서 매연 냄새를 맡는 게 세련되었다고 생각했다. 그렇게 향수에 집착했다. 나를 향기로 인지했으면 좋겠다는 생각을 했다. 그래서 20세 때부터 22세 때까지 한 가지 향수만 사용했다. 생각해보니 나는 어렸을 적부터도 향기에 집착했다. 지금 생각해보니, 본능적으로 향기가 가진 힘을 알고 있었던 것 같다.

어렸을 적 다이어리를 보면, 향기로운 사람이 되고 싶다고 적혀 있다. 내가 60세가 되었을 때 향기로운 사람으로 남고 싶었다. 나에게 향기로운 사람이란 의미는 형용할 수 없지만, 아름다움을 지닌 사람이었다. 눈, 코, 입 예쁜 걸 떠나서, 그 사람 자체가 은은하고 아름다운 사람이었다. 그런 사람이 되기를 항상 상상했었다.

비로소 향기, 에센셜 오일을 알고 나니 나다움을 찾은 것 같았다. 아로마는 어린 시절의 나를 떠올리게 한다. 그리고 내가 살아온 인생에 얹혀진 짐들을 거두어내게 했다. '원래의 내가 어떤 아이였지?'가 자연스럽게 떠올려지게 되었다. 그러면서 나의 마음의 많은 치유가 이루어졌다.

내가 다녔던 〈심리상담센터〉에서도 가장 처음 한 작업은 어린 시절을 떠올리게 하는 것이었다. 하지만 그때 상담했을 때는 부모님, 친구, 나의 성격을 위주로 상담했었다. 항상 듬직이 내 옆을 떠받쳐주고 있는 자연의 환경을 떠올리지 못했다.

향기를 맡게 되고 치유되면서, 나는 자연과 함께하던 사람이었다는 것을 깨달았다. 자연은 있는 그대로의 나를 인정해준다. 항상 그 자리에서 내가 자라온 것을 보고 있었다. 향기를 통해, 자연은 그때그때의 나를 인정해주고 있었다. 그것을 나의 무의식으로 느꼈던 것이다. 식물의 향기는 아무런 평가 없이 나를 감싸 안아주고 있었다.

나는 자연의 향기와 있을 때, 진정한 나다움을 찾게 된다는 것을 깨달았다. '나를 나답게 해주는 향기는 없을까?' 이 물음에 대한 여정은 아직도 지속되고 있다. 나를 나답게 만들어주는 향기가 무엇인지는 모든 식물의 모든 향기, 그 안에 답이 있으리라 생각한다.

02

○

향기를 통해 나 자신을
찾아가는 여행

사람들 관계에서도 나를 나답게 만들어주는 사람이 좋다. 어느 곳을 가더라도 나를 나답게 만들어주는 환경이 좋다. 나를 있는 그대로 인정 해주는 사람을 만나면 정말 감사한 일이었다. 나를 나답게 받아들이고, 만들어주는 사람은 누가 있을까? 아마도 태초부터 나를 지켜봐온 가족 들일 것이다. 그리고 아주 어렸을 적부터 함께한 친구들이다.

커가면서, 사회의 많은 책임과 의무가 따라온다. 사회적으로 기대하는 역할이 생기게 된다. 그렇게 되면서, 가족들도 점점 나를 나답게 바라봐주지 못한다. 내가 사랑하는 나의 남편조차 그런 것 같다. 그래서 나뿐만 아니라 사람들은 점점 외로움을 느끼게 되는 것 같다. 나를 나답게 드러낼 수 없기 때문이다.

향기를 통해 어떻게 나 자신을 찾아갈 수 있을까? 사람은 대략 1만 가지 이상의 냄새를 기억한다고 한다. 냄새 분자는 각기 독특한 냄새로 안전과 생존을 위한 기억 작업과 연관되어 있다. 신생아 아이들은 엄마 냄새를 안다. 엄마의 젖을 먹는 아이들은 더욱 모유 냄새로 엄마를 찾는다. 이렇게 후각은 생존을 위해서 기억과 관련된 일을 한다.

후각의 메커니즘은 이렇다. 향기 분자는 우리 후각의 점액에 닿아 용해된다. 섬모에 향기 분자가 결합된다. 후각세포에 전달이 되면, 엑손 신경돌기에 전달이 된다. 향기 분자는 전기적 신호로 바뀌게 된다. 그렇게 뇌의 후구에 도달한다. 여기에서 여러 가지 향의 정보를 세포가 해석하며, 후삭을 거쳐 대뇌 변연계에 도달하게 된다.

우리의 대뇌 변연계는 감정과 성욕, 식욕, 기억, 학습 기능을 조절한다. 이렇게 뇌피질과 시상하부, 뇌하수체 등에 연결이 된다. 호르몬과 자율신경계, 변역계의 움직임도 조정하게 되는 것이다. 그리고 대뇌 신피질과 해마에도 자극이 되어 상상력과 창조력, 기억력에도 영향을 미치게 된다.

사람들은 향기를 맡고 나서 과거의 경험을 이야기한다. "위스키 향기가 나요.", "이건 오래된 벽지 냄새가 나요.", "이건 시골 할머니 집에 갔을 때 옷에서 나던 냄새예요.", "이거 어디서 맡아본 것 같은데…."라고 표현한다.

향기를 맡으면, 내가 인지하고 있지 않았던 일들의 느낌을 떠올릴 수 있게 된다. 그리고 그것은 과거를 찾는 여정이 아니다. 원래의 나 자신을 찾는 여행이다. 과거에 얽매이는 것이 아닌, 그 당시의 나를 바라보는 것이다. 그렇게 시간이 걸리더라도 진정한 나 자신을 알아가게 된다.

우리에게는 현실에 닥친 충격이나 긴장을 줄이기 위해 다양한 심리적 방어 기능이 있다. 나는 살면서 참 많이도 현실을 회피했었다. 미성숙한 방어기제의 방법을 많이도 써먹었다. 예를 들어 현실의 육아가 너무 힘들어 직장에 나가 일하고 싶었다. 나 자신을 찾는다는 합리화를 했다. 그렇게 공부와 일에 몰두했다. 그렇게 나의 스트레스의 원인인 육아를 의식하지 않으려 했다.

그래도 마음에 힘듦이 찾아오면 항상 남의 탓을 했다. 신랑이 안 도와줘서 그렇다고 했다. 친정엄마가 멀리 떨어져 계셔서 힘들다고 했다. 나는 잘하고 있는데 주변의 상황이 나를 안 도와준다고 생각했다.

그리고 현재의 상황을 많이도 부정했었다. 특히나 엄마에게 치매가 왔을 때는 인정하고 싶지 않았다. 기억이 다시 돌아올 것이라 생각했다. 일시적인 증상이라고 생각했다. 하지만 그렇지 않았다.

나는 지금 내가 하고 싶은 일을 한다. 신랑이 육아도 많이 도와준다. 내가 번 돈으로 이모님을 쓰면서 육아에서 어느정도 벗어났다. 하지만 그래도 마음의 불안감은 지속되었다. 지금의 나는 과거에 내가 그리던 삶을 살고 있는데도 행복하지가 않았다.

진정한 행복은 내 안에서 찾아야 하는 것이었다. 하지만 아무리 책을 읽어도 와닿지가 않았다. 아무리 누가 옆에서 말을 해줘도 '안 겪어봐서 그런 거야.'라고 생각했다. 내가 바뀌어야 주변이 바뀐다는 말을 믿지 않았다.

그런데 식물의 향기를 만나고 나서 정말 많이 달라졌다. 식물의 향기는 있는 그대로의 나를 인정해준다. 그리고 나도 그 온화함에 마음이 점점 편안해졌다. 욕심도 많고, 내가 지금 해야 할 일도 많은데 신기하게도 주변 탓을 하지 않게 되었다. 일을 하고 기력이 없었을 때는 아이들을 보는 게 버거웠다.

하지만 지금은 식물의 향기로 나의 일을 하는데 에너지가 높아졌다. 가끔 나의 실수와 사람들의 관계에 대해서 힘들 때도 있다.

하지만 그 원인을 나에게서 찾게 되었다. '내가 어떠한 마음가짐으로 바뀌어야 이 상황을 개선할 수 있을까?'라는 고민을 하기 시작했다.

일을 하는데 아이들과 함께하는 시간이 줄어들지만, 그만큼의 진한 사랑을 줄 수 있게 되었다. 이전에는 아이들과 항상 함께 있어도 우울한 엄마였기 때문이다.

이 책을 읽어보면서, 독자분들도 향기를 통해 나 자신의 마음을 생각해보길 바란다. 그래야 우리는 진정으로 나 자신을 만날 수 있기 때문이다. 나는 향기를 읽는 방법이 나에게 많이 도움이 되었다.

그렇게 나는 내 마음의 불안함을 해소하고, 향기로 위로를 받았다. 몸과 마음이 진정으로 편해짐을 느꼈다. 더 나아가서는 영혼의 에너지가 맑아지는 것을 느꼈다. 마음과 생각이 무한대로 커짐을 느끼게 되었다.

나는 아로마와 차크라 강의를 주로 한다. 차크라 이론에서 1차크라는 안정감과 생존, 2차크라는 순수한 호기심과 모성애와 같은 사랑과 융통성, 3차크라는 나의 내면을 주시하는 힘, 4차크라는 다른 사람들과의 사랑으로 맺는 관계, 5차크라는 나를 진솔하게 표현하는 것, 6차크라는 현명한 판단과 지혜, 통찰력, 7차크라는 이 모든 차크라들이 균형적일 때 열리는 영혼 확장의 에너지라고 한다.

식물의 향기, 에센셜 오일을 이용하면서 정말 모든 차크라적인 이슈가 보완된다는 것을 경험했다. 1차크라의 불완전함의 요소를 식물의 우직한 향기를 통해 해소하고 나니 마음이 많이 안정화되었다. 그리고 나의 1차크라의 불완전함을 인정하고 바라보기 시작했다.

2차크라는 순수한 호기심과 시도, 모성애 같은 사랑의 태도, 그리고 상황에 따라 적절히 변화하고 대처할 수 있는 융통성의 밸런스를 말한다. 어렸을 때는 그저 순수했기에 궁금하면 뭐든 시도해본다. '식물을 빻으면 어떻게 될까?' 하고 돌멩이로 내리찍으며 소꿉놀이를 했다.

하지만 살아가면서 점점 안 되는 것들이 많아졌다. '공부를 잘해야 잘 살 수 있다.', '돈을 쫓는 삶은 불행하다.', '엄마가 전적으로 아기를 양육해야 한다'는 사회적인 틀이 나를 가두기 시작했다.

그렇게 몸과 마음의 경직이 시작되었다. 나이가 들수록 허용되는 게 적은 현실의 무겁고 많은 책임들이 식물의 가볍고 부드러움의 향기를 통해 가벼워졌다.

3차크라는 나를 바라보는 힘이다. 진정으로 내가 누구인가를 알고 행동하는 것이다. 모든 사람들은 사회생활 속에서 많은 사람들과의 접촉을 통해 나를 잃어버리기도 한다. 하지만 식물의 매운 향기, 톡 쏘는 향기로 정신을 차리게 한다. 그리고 단단한 나의 내면을 가질 수 있도록 힘을 만들어주었다.

4차크라는 소중한 나를 지킨 채로 다른 사람과의 건강한 연결성을 가지게 한다. 사람들은 사랑의 에너지로 연결이 되어 있다. 하지만 사람들에게 상처를 받으면 심장의 에너지는 딱딱하게 굳어버린다. 그리고 계산적인 관계가 안전하다는 생각을 하게 된다. 하지만, 부드럽고 진한 식물의 향기는 심장을 녹여 따뜻하게 해준다. 그리고 다시 사랑이 피어오를 수 있게 한다.

5차크라의 진솔하게 나를 표현하는 힘은 나와 사람들과의 건강한 연결성을 표현해주는 것이다. 내가 없는 채로 사람들의 비위를 맞추기만 하는 말을 한다면, 말을 많이 해도 속은 답답하다. 마음에 응어리가 깨지지 못한다. 시원하면서 부드러운 향기는 나의 몸에 진실이 돌게 한다. 그리고 담담하지만 솔직하게 표현할 수 있게 해주었다.

6차크라의 현명한 판단과 지혜는 나의 내면과 내 주위의 외부를 잘 형성할 수 있도록 만들어준다. 머리가 너무 아플 만큼의 많은 사건들은 판단력을 흐리게 한다. 식물의 호흡 같은 푸르름과 코에 쏙 박히는 향기, 혹은 매우 짙고 깊은 향기들은 생각을 잘 정리할 수 있게 한다.

이 모든 것들이 통합적으로 균형을 유지하며 잘 흐를 수 있도록, 7차크라의 향기는 나의 상황에 따라 다양한 향기로 도움을 주는 것 같다.

진정한 힐링은 지금의 나를
찾는 것에서 시작된다

향기는 나에게 정말 망치로 한 대 맞은 듯한 깨달음을 주었다. 항상 일을 마치고, 아이를 데리고 학원에 가면 무기력하게 앉아 있었다. 사람들의 몸을 케어해주다 보니 많이 피곤했기 때문이다. 처음에 아이 학원에서 건네받은 페퍼민트 한 방울은 눈과 코를 시원하게 해주었다.

아이 학원을 마치고 집으로 돌아가는 길의 운전은 매우 피곤했다. 하지만 페퍼민트 한 방울을 호흡한 날은 운전하면서도 기분 좋게 깨어 있는 나를 느낄 수 있었다. 그렇게 에센셜 오일을 구입했다.

여느 때와 다르지 않게, 오전에 일을 하고 집에 왔다. 아이들이 오기 전 한 시간에서 두 시간은 집안일을 한다. 너무 힘들면 잠이 들기도 했다. 그런데 그날은 구매해놓은 에센셜 오일들을 바라보았다. 여기에서 내가 지금 끌리는 향기는 디퓨징 해봐야지 했다. 그리고 10개의 오일의 향기를 하나씩 맡다가, 지금 끌리는 라벤더 향기를 디퓨저에 넣었다. 그렇게 툭 넣어놓고 디퓨징을 하며 침대에 털썩 누웠다.

그런데 갑자기 라벤더의 향기가 나의 얼굴, 나의 몸을 감싸면서 소름이 돋았다. 향기가 나를 감싸는데 갑자기 이런 생각이 들었다. '아, 그동안 내가 진짜로 원하는 걸 선택한 적이 있었을까?' 하는 생각이 들었다.

대학도 성적에 맞추어서 들어갔다. 아이를 낳고는 외식을 하더라도 아이들이 먹을 수 있는 곳을 가야 했다. 진짜로 나의 마음을 들여다본 일이 사실은 많이 없었다.

내가 끌리는 향기를 고르는 것 자체가 나를 찾는 여행의 시작이었다. 진정한 나의 마음을 알아주는 도구가 되었다. 그렇게 하루하루 향기를 고르며 향기와 함께하는 나날을 보내다 보니, 나도 모르게 여유가 생기게 되었다.

요가를 처음 했을 때도 이와 같은 감정이었다. 매트 위에서 항상 내가 가지고 다니는 내 몸을 내가 조절하지 못한다는 사실에 충격을 받았다. 그렇게 선생님의 멘트에 따라 내 몸을 움직여본다. 흔들흔들 움직이면서, 나의 작은 근육 하나하나도 깨워보았다.

최근에 요가 지도자 과정을 다시 들었다. 나는 선 자세나, 엎드린 자세에서 엄지발가락을 누르는 것으로 생각했다. 하지만 엎드린 자세에서 새끼발가락을 매트에 눌러보라고 하신다. 나는 자신 있게 새끼발가락을 눌렀다. 그런데 옆에 있는 도반이 손가락으로 내 새끼발가락을 매트 위에 눌러주었다.

'아, 내 몸조차도 내가 쓰지 않는 감각은 나의 신경과 연결이 되어 있지 않구나.'라고 깨달았다. 나는 새끼발가락이 내 몸에 있음에도 내가 아무리 신호를 보내도 눌러지지 않았다. 그렇게 계속 새끼발가락을 어루만지며 감각을 깨웠다. '나의 소중한 새끼발가락아, 내가 그동안 너를 놓치고 살았구나.'라고 생각했다.

대부분 사람들은 내 몸과 마음은 나와 함께하는 것이라 생각한다. 내가 원하는 대로 움직일 수 있다고 생각한다. 하지만 그렇지 않다. 계속 쓰지 않으면 아무리 명령을 보내도 움직이지 않는 새끼발가락과 같이, 내 마음도 계속 돌보지 않으면 아무리 명령을 보내도 움직이지 않는다.

'나는 이제 긍정적으로 살 거야.' 아무리 생각해도 쉽게 내 마음이 나에게 내어주지 않는다는 것을 깨달았다. 그동안의 살아왔던 삶의 태도가 고스란히 내 몸과 마음에 저장되어 있기 때문이다.

향기는 내 마음을 깨워주는데 정말 효과적인 도구이자 친구이다. 처음에는 아무 생각 없이 향기를 맡았다. 하지만 시간이 지날수록 향기는 내 마음을 계속 흔들어 깨워주고 있었음을 깨달았다. 진정으로 지금의 나를 찾게끔 만들어주었다.

과거에 내가 요가 동작을 잘했든 못했든 간에 현재 나의 새끼발가락은 움직이지 않았다. 과거에 내가 순수했더라도 지금의 나의 마음은 많이 딱딱해졌다는 것을 향기를 통해서 알게 되었다. 조금씩 조금씩 나의 마음이 녹아내리는 걸 보면서, '그랬었구나.' 하고 그 사실을 알 뿐이다.

진정으로 힐링을 하고 싶다면 지금의 나를 찾아야 한다. '과거의 내가 그랬었는데 이렇게 됐어요.'라는 말을 내가 제일 많이 하는 것 같다. 현재는 현재이다. 지금, 여기에 깨어 있어야 한다.

현재에 충실하게 살아가는 법은 과거와 미래에 대한 집착을 버리는 것이다. 지금 내가 하고 있는 말과 행동은 그 순간 과거가 된다. 우리는 시시각각 변하는 삶을 살고 있다. 삶이 항상 같을 수 없고, 시간은 흐른다는 삶의 비영속성을 이해해야 한다.

우리는 태어날 때, 대부분 3kg의 작은 몸으로 태어났다. 그리고 시간이 지나면서 몸이 더욱더 커진다. 성인이 된 이후에도 하루하루 몸은 변화한다. 우리는 언제나 같은 틀 안에 산 적이 없다. 나의 몸속에도 갇힐 필요가 없는 것이다. 그저 현재의 나와 나의 영혼을 인지하며 삶을 살면 된다.

그러면 우리는 매일 하루를 새롭게 시작할 수 있다. 어제와 똑같은 두려움을 안고 살 필요가 없다. 오래된 감정과 생각을 고집하지 않고 변화를 자연스럽게 받아들이는 것이 현재의 나로 사는 법이다.

이것은 시시각각 변하는 향기의 느낌으로 알아차릴 수 있다. 어제는 로즈마리의 향기가 좋았다. 하지만 오늘의 나는 로즈마리의 향기가 끌리지가 않는다. 나의 감정과 생각은 항상 바뀐다. 로즈마리 향기를 뿌린 지금에도 아까는 부드럽게 느껴졌었는데, 지금은 향기가 나지 않는다. 다시 뿌리려고 보니, 코를 너무 자극하는 향기 같이 느껴진다. 향기를 맡는 생활을 하다 보면 삶의 비영속성을 자연스럽게 인정할 수 있게 된다. 그리고 현재에 집중할 수 있게 된다.

식물의 향기는 살아 있는 에너지이다. 식물의 향기 또한 식물이 어떠한 환경에서 자랐는지에 따라 같은 식물이어도 향기가 달라진다. 또한 같은 식물의 향기를 각각 누가 어떻게 지니고 있었느냐에 따라서도 향기가 달라진다.

살아 있는 모든 생명체는 항상 같지 않다. 사람의 몸과 마음, 생각과 감정은 시시각각 변한다. 동물도 그렇고 식물도 그렇다. 식물의 향기도 마찬가지이다. 이렇게 살아 있는 식물의 향기와 교감을 하는 것은 나의 진정한 존재를 알게 한다. 변하지 않을 것 같은 식물의 향기도 그때그때에 변하는 느낌을 알아차리다 보면, 그때그때마다 나의 감정이 변하는 것도 자연스럽게 인정할 수 있게 된다.

살아 있는 모든 것들은 현재를 살아간다. 살아 있는 식물의 향기와 교감을 하는 일은 지금의 나를 찾는 일이다. 지금의 내가 살아가고 있음에 감사함을 얻을 수 있게 한다.

삶의 비영속성을 인정하면 새로운 세계가 열린다. 내가 그동안 미처 깨닫지 못했던 것들을 알 수 있게 한다. 현재에 일어나는 고통은 곧 없어지리라 생각하면 편하다. 이 또한 내가 삶에서 배울 수 있게 하는 한 과정임을 그 순간순간 인지할 수 있는 것이다.

말이 쉽지, 사실은 그 사실을 인정하기 쉽지 않다. 식물의 향기는 그 마음을 내려놓게 한다. 무엇인가를 우리 마음속에 쥐고 있음은 나를 제한한다. 나는 무한한 가능성의 존재이다. 그것을 식물의 향기가 깨닫게 한다. 지금 이 순간 여기에 있음을 알게 한다. 그리고 현재의 고통과 집착을 내려놓게 한다.

그리고 현재의 나에서 진정으로 내가 원하는 나가 누구인지 알게 한

다. 나를 앎으로써 진정한 힐링이 시작된다. 식물의 향기와 함께하는 시

간은 진정한 힐링의 시간이 됨을 알 수 있다.

04

식물이 전하는 향기를 통해
치유와 격려를 얻을 수 있다

태초에 조물주는 우주와 빛을 만들었다. 그리고 땅과 바다, 식물을 만들었다. 날아다니는 새와 물고기, 짐승과 사람을 만들었다. 움직이는 것을 만들기 전에 하늘과 빛, 땅과 바다, 식물을 만들어냈다. 태초로 만들어진 자연은 움직이는 것들을 위해 만들어내신 것 같다.

그 와중에 우리가 직접 호흡하고, 먹고, 치유할 수 있는 것은 식물이다. 식물은 땅의 에너지와 태양의 에너지를 담고 있는 대우주의 생명체이다. 우리는 이것을 직접 이용함으로써 대우주의 에너지를 느끼며 치유할 수 있게 된다.

역사적으로 우리 인류는 식물을 약용으로 그리고 주술적으로 많이 사용해왔다. 그것은 인류가 가지고 있었던 가장 오래된 건강 관리 형태이다. 현대 의약품이 개발되기 전부터 인류가 식물의 힘으로 치유하며 살아왔음은 확실하다.

식물은 대우주를 담고 있다. 살아 있는 모든 것은 주파수를 가지고 있다. 식물의 주파수는 우리의 세포를 깨운다. 그 와중에서 식물의 향기, 에센셜 오일은 허브가 가진 에너지보다 50~70배 더 많은 양에 달하는 주파수를 가지고 있다.

식물의 향기는 인간을 치유하는 데 엄청난 파워를 지니고 있다. 그동안의 에센셜 오일, 아로마 테라피에 관한 책들은 신체적인 측면에서 에센셜 오일이 어떻게 작용하고 치유하는지를 알려주는 것들이 많았다. 그리고 점점 더 과학적으로 이 작용에 대한 이해가 발전하고 있다.

하지만, 식물이 가진 에너지가 어떻게 우리의 심장이나 마음에 반응하는지에 관한 책은 찾아보기가 어렵다. 사실은 식물의 원초적인 기능은 사랑과 진실의 에너지를 우리 몸에 흐르게 하는 것이다. 이것은 식물이 인간을 돕는 그들의 고유 기능 중 하나이다.

에센셜 오일은 향기가 나는 식물에서 얻어내는 휘발성 정유이다. 다양한 식물들의 향기는 각각 다르다. 그 안에서 우리는 발전된 과학의 형태로 화학 성분을 분석한다. 에센셜 오일은 화학적으로 수십 가지에서 수백 가지의 화학 성분으로 이루어진 유기화합물이다.

식물들은 물과 이산화탄소 그리고 태양의 에너지로부터 영양분을 합성한다. 즉 광합성 작용으로 다양한 유기화합물을 만들어낸다. 그래서 에센셜 오일을 구성하는 주 원소는 탄소, 수소, 산소가 된다. 이들은 식물들이 가진 환경과 식물 부위의 목적에 따라 다양한 유기화합물을 구성하여 만들어낸다.

꽃에서 만들어진 에센셜 오일은 곤충을 유혹한다. 식물의 번식을 위해서이다. 그래서 꽃에서 만들어진 에센셜 오일의 화학 성분은 에스테르 성분이 많다. 이는 마음을 진정시키고 부드럽게 한다. 사랑의 마음이 만들어지게 한다. 그래서 꽃에서 만들어진 향기는 심장을 부드럽게 만들어준다.

잎에서 만들어진 에센셜 오일은 호흡을 한다. 식물의 호흡을 담당하며, 식물의 에너지가 확장될 수 있도록 만든다. 특히 페퍼민트의 멘톤 성분은 우리의 호흡을 편안하게 한다. 호흡은 살아가는 생명력을 연장시켜준다. 잎의 향기들은 우리가 지속적으로 건강하게 살아갈 수 있다는 깨달음을 준다. 현실을 자각하고 고통과 좌절을 극복할 수 있는 힘을 준다.

같은 잎이지만, 침엽수의 잎에서 만들어진 에센셜 오일은 무한함을 준다. 사시사철 푸른색을 띠는 잎의 향기는 고통은 영원하지 않음을 깨닫게 해준다.

한 해를 사는 풀과 달리 여러 해를 사는 나무의 향기는 안정적인 묵직함과 부드러움을 준다. 세스퀴테르펜이 많이 함유된 나무 에센셜 오일은 여러 해 동안 묵혀 두었던, 우리 몸의 많은 치유를 돕는다. 오래된 몸의 습관으로 인해 형성된 관절염에 도움이 된다. 그리고 꽤 오래 묵은 마음의 통증을 나무가 보냈던 시간의 향기와 함께 위로해준다.

우리가 달콤하게 즐기는 시트러스 계열의 껍질에서 추출한 에센셜 오일의 향기는 가볍다. 귤껍질, 자몽 껍질을 상상해본다면 벌레가 들어오지 못할 정도로 두껍고 단단하다. 시트러스 계열의 에센셜 오일은 리모넨 화학 성분을 많이 함유한다. 리모넨은 살균의 효능이 강하다. 그러면서도 가볍고 달콤한 향기로 우리의 무거운 마음을 가볍게 만들어버린다.

우리는 살아가면서 다양한 상황에서 심한 스트레스를 받기도 한다. 스트레스의 원인을 제거하는 것이 답이 아니다. 집에서 호흡하며 쉬는 것은 스트레스를 근본적으로 조절하는 방법은 아니다. 생활 속에서 스트레스를 대처하며 살아갈 수 있어야 한다. 나의 일상생활에서의 스트레스 조절법은 식물의 향기와 동행하는 것이다.

식물의 향기, 에센셜 오일은 단계별로 우리의 삶이 치유되도록 도와준다. 첫 번째는 질병이 생긴 우리의 몸 상태는 우리가 알아차리지 못한 감정의 누적이다. 각 질환에 도움이 되는 에센셜 오일을 사용함으로써, 우리는 몸의 치유부터 느껴볼 수 있다.

예를 들어 나는 비염이라는 것에서 해방되어 한층 몸이 편안해짐을 느끼게 되었다. 몸의 질환에 적용한 에센셜 오일은 심장에 영향을 준다. 딱 딱하게 굳어진 심장의 응어리들을 배출한다.

갑자기 해답을 찾을 것 같은 사람을 만나거나, 그러한 경험을 했을 때에 이유 없이 눈물을 흘려본 적이 있는지 모르겠다. 나는 요가만 했을 때보다, 아로마 요가를 하면서 눈물을 많이 흘렸다. 특히나 지도자 과정을 다시 듣는 과정 과정에서 눈물이 정말 많이 나왔다.

매주 수업을 들으러 가는 길에 이유 없이 눈물이 나와서, 휴게소에 멈춰서 눈물을 흘리고 다시 수업에 들어가곤 했었다. 이것은 심장의 독소를 배출하는 과정이다.

심장의 독소가 비워지면, 다시 심장이 뛰면서 사랑의 에너지가 흐르기 시작한다. 에센셜 오일의 에너지는 심장이 다시 살아날 수 있도록 도와준다.

심장의 에너지가 되살아나는 일은 나를 오래된 신념에서 벗어날 수 있도록 도와준다. 나도 모르게 가지고 있었던 나만의 한계선을 없애는 데 많은 도움을 준다. 무엇인가 나의 마음을 답답하게 해준 경계선을 찾아서 없애준다.

그러다 보면 나의 진정한 영혼과 만날 수 있다. 나의 영적인 성숙은 이 모든 과정의 반복을 통해서 이루어진다.

에센셜 오일은 이 모든 과정이 당신의 성장을 위한 것임을 알게 한다. 그래서 살아가는 인생의 모든 과정이 축복임을 깨닫게 한다.

이렇게 영혼의 성장이 이루어짐은 내게 내가 원하는 목표를 성취할 수 있는 영감을 준다. 내가 인생에서 이루고자 하는 목표를 알게 하고, 그것을 지혜롭게 이루어낼 수 있도록 만들어준다.

이 과정은 대부분 인생의 많은 도전과 실패와 좌절을 겪은 후 찾아온다. 모든 사람들이 인생을 만들어가는 과정일 것이다. 하지만 실패에 좌절하는 사람은 영혼의 성숙이 이루어질 수 없다. 영혼의 성숙이 이루어진 후 삶의 목표까지 이루는 사람도 많지는 않을 것이다. 모든 면이 조화롭게 성장하는 삶이야말로 우리의 영혼에게 주어진 사명이 될 것이다.

이 모든 과정을 에센셜 오일이 도와준다. 식물의 에너지는 우리에게 주어진 당연한 것이 아니다. 우리가 그것을 이용하여 깨닫고 앞으로 나아가는 삶을 살 때, 신께서 우리 손에 쥐어준 아주 고귀한 기회라는 것을 알아야 한다.

나 또한 식물의 에너지로 처음에는 오래된 질병이 나아졌다. 굳어졌던 심장이 살아났고, 더 사랑이 흐르는 사람이 되었다. 그리고 나의 오래된 고집에서 벗어나 삶의 목표를 향해 나아갈 수 있는 에너지를 얻게 되었다.

이 모든 과정은 반복이다. 지금 내가 로또에 당첨돼 벼락부자가 되었다 해도, 마음속 가난이 이어진다면 한순간에 물거품이 될 수 있는 것처럼 말이다. 우리의 삶은 고통과 고난의 굴레이지 않은가. 그것을 고통으로 만드는 삶인가, 기회로 만드는 삶인가는 에센셜 오일과 동행하면 보인다.

식물의 향기는 우리의 마음과 몸의 치유와 격려를 도와준다. 가장 중요한 것은 식물의 향기가 이러한 의미를 지녔구나 하고 이해하는 것이 아니다. 내가 끌리는 향기를 찾는 것이다. 내가 끌리는 향기를 찾는 것은 나의 몸과 마음에서 그것을 꼭 필요로 한다는 뜻이다. 구체적인 해석을 하지 않아도 내가 끌리는 향기, 좋은 향기를 사용하는 것이 가장 좋다. 나의 느낌대로 고르는 것부터가 치유의 시작이다.

05

○

지금부터 매력적인

아로마의 세계에 빠져보자

같은 아로마의 향기를 맡는다고 하더라도 사람들의 이야기는 다르다. 나는 블렌딩을 하더라도 비슷한 치유 효능의 아로마를 몇 가지 나열한 뒤, 가장 끌리는 향기를 골라보라고 한다. 식물마다의 향기는 각기 다른 메시지를 담고 있다.

아로마 테라피의 세계는 정말 무한하다. 그리고 각 개인에게 다르게 적용될 수 있음이 매우 매력적이다. 아로마 테라피의 세계를 즐기려면, 각각의 식물의 향기 자체를 즐기는 방법도 좋다. 그리고 식물들을 2~4

가지 섞는 블렌딩의 방법도 좋다.

마르셀 라바브레(Marcel Lavabre)는 "블렌딩은 기술이다. 어떠한 기술이든 마찬가지로 연습과 숙련된 기량, 그리고 직관적인 통찰력의 조화가 필요하다."라고 말한다.

사람들이 처음 아로마 테라피를 접했을 때, 어렵게 생각하는 부분이 이 부분이다.

"잠을 잘 자고 싶을 때 어떤 오일을 몇 방울씩 섞어서 사용해야 하나요?"
"발에 습진이 생겼어요. 아로마가 효과가 있다고 들었는데 어떤 오일을 써야 하나요?"
"배가 자주 아픈데, 어떤 아로마를 얼마나 써야 하나요?"

대부분의 사람들은 아로마 테라피의 생활에 입문하려면, 모든 아로마의 효능을 알아야 한다고 생각한다. 그리고 두 번째는 아로마들을 블렌딩하는 데 법칙이 있다고 생각한다. 하지만 그렇지 않다. 최소한의 주의사항을 준수한다면 그 안에서 아로마 테라피는 재미있는 나만의 마음 챙김 활동이 될 수 있다.

아로마의 블렌딩은 두 가지 목적이 있다. 하나는 향기를 즐기기 위해 블렌딩하는 것, 하나는 증상에 맞게 아로마를 블렌딩하는 것이다. 목적이 달라 보이지만, 나는 결국에 하나로 통합되는 것을 오랜 아로마 테라피 생활을 하면서 느꼈다.

평소에 내가 향수처럼 뿌리는 향기의 조합도, 증상에 맞추어서 블렌딩하는 향기의 조합도 오롯이 나의 마음과 몸을 위한 것이다.

증상에 맞추어서 블렌딩을 할 때에 사람들이 아로마 테라피 생활을 어려워하는 것 같다. 하지만 한 번 인지하고 시도해보고, 적용을 해보고 나면 아주 쉽다. 아주 간편하게 우리의 일상생활의 질을 높일 수 있다. 마음의 질도 높일 수 있고, 실제로 의료비도 절감할 수 있다.

아로마 테라피에서 주의해야 할 첫 번째 사항은 희석률이다.

아로마 1ml는 20방울이다. 그리고 캐리어 오일 10ml 에센셜 오일 2~3

방울은 1%의 희석률인 것만 기억하면 된다. 이것을 기반으로 시작하면 쉽다. 농축된 에센셜 오일을 단독으로 사용하지 않고 희석해서 사용한다면 우리는 아로마 테라피를 안전하게 이용할 수 있다. 희석하는 비율은 얼굴에는 1~2%, 몸에는 3~4%를 기준으로 생각하면 된다. 단, 사용자의 연령과 신체, 몸의 상태에 따라 0.1~5%로 달라질 수 있다.

예를 들어 얼굴에 바를 노화 방지 아로마 블렌딩을 하고 싶다면, 캐리어 오일 10ml에 에센셜 오일 3~6방울을 넣으면 된다. 피부의 노화 방지에 적합한 오일은 로즈, 자스민, 프랑킨센스, 샌달우드, 시더우드, 미르, 야로우 등등 매우 많다. 인터넷에 치면 주루룩 나온다. 나는 이 수많은 오일 중 내가 그때 끌리는 향기와, 내가 전에 섞었을 때 나에게 효과가 좋았던 아로마를 선택하여 블렌딩을 한다.

통증에 관련한 오일을 블렌딩할 때도 마찬가지이다. 통증에 도움이 되는 오일로는 코바이바, 유칼립투스, 시베리안 퍼, 윈터그린 등이 있다. 나는 가지고 있는 통증에 효과가 좋은 오일 중에서 내가 끌리는 향기를 2~4가지 선택하여 블렌딩한다. 캐리어 오일 10ml에 에센셜 오일은 총 합쳐서 6~9방울의 희석률로 적용해준다.

아로마 테라피에서 주의해야 할 사항 두 번째는 대상이다.

건강한 성인을 기준으로, 영유아, 임산부, 노인들에게 각각 써야 할 아로마와 쓰지 말아야 할 아로마를 구분하면 좋다. 그리고 희석률을 기억하면 된다.

먼저 영유아는 어릴수록 0.5%~1%의 희석률을 적용하면 된다. 즉 10ml 캐리어 오일에 1~3방울의 에센셜 오일을 섞으면 된다. 나는 신생아인 우리 막내 아가에게 10ml 코코넛 오일에 1방울의 프랑킨센스를 섞어 샤워 후 로션과 함께 발라주었다. 돌쯤 된 아기에게는 10ml 코코넛 오일에 1방울의 프랑킨센스와 2방울의 라벤더를 섞어 발라주었다.

그리고 영유아에게 자극적이지 않은 오일의 종류를 기억하면 된다. 3세 미만은 프랑킨센스, 라벤더, 로만 캐모마일 오일은 안전하게 사용했었다. 7세 이하인 아이들에게는 티트리, 제라늄, 오렌지, 베르가못, 베티버까지는 사용했었다.

두 번째 주의 대상은 임산부이다. 나는 아로마 테라피 생활을 하면서 임신했다. 그리고 임신 중에도 아로마 테라피 주의사항의 철칙 아래 꾸준히 사용했다. 그리고 아주 건강한 아이를 출산했다.

임신 중에는 당연히 약리적 효능이 있는 에센셜 오일을 함부로 사용하면 안 된다. 독성이 있을 수 있는 유칼립투스, 로즈마리 그리고 자극이 강한 페퍼민트, 스피어민트, 클로브, 오레가노 등을 사용하지 않는다.

또한 부종 완화에는 좋지만 임산부의 호르몬을 조절시킬 수 있는 사이프레스 오일은 임신 중 도포용으로 사용하지 않는 게 좋다.

임신 초기에 에스트로겐 호르몬을 조절하는 로즈, 자스민, 클라리세이지 등 꽃 오일의 사용도 자제하는 게 좋다.

나는 임신 초기에는 네롤리 오일과 그린 만다린 오일을 1%의 희석률로 사용하였다. 로션에 섞어서 발라주었다. 그리고 중반쯤 됐을 때 칸디다 질염에 걸렸었다. 임산부는 질염에 자주 노출이 된다. 나는 로즈 제라늄 한 방울, 티트리 한 방울을 소금에 녹인 후 2~3일에 한 번 좌욕을 해주었다.

그리고 출산 때는 로즈, 자스민, 클라리세이지 오일을 2%의 희석률로 블렌딩하여 복부에 발라주었다. 그렇게 분만에 대한 긴장감을 향기와 함께 내려놓았다. 그 효과가 있었는지는 모르겠지만, 진통이 오고 20분 만에 3.7kg의 건강한 남자아이를 낳았다.

세 번째는 노인이다. 노인은 건강한 성인의 사용량의 1/2만큼 적용해주면 된다. 장기의 기능이 떨어진 상태에서 많은 에센셜 오일의 적용은 금물이다. 몸이 굉장히 피로해질 수 있다. 무리하게 전신에 사용하지 않도록 하고, 국소적으로 사용하도록 하는 것이 좋다.

네 번째는 질환이 있는 환자이다. 이는 의사와 상의한 후에 적용하는 것이 바람직하다.

그리고 이 모든 기준의 뒷받침은 순수한 고품질의 에센셜 오일을 사용해야 한다는 것이다.

이렇게 식물의 향기인 에센셜 오일은 주의사항만 기억하면 다양하게 즐길 수 있다. 에센셜 오일의 대표적인 활용법은 이렇다.

첫 번째로는 향기의 의미로 즐기면 된다. 디퓨저에 넣어 사용하거나, 주위의 수건이나 옷에 떨어뜨려 식물의 향기를 느끼면 된다.

두 번째는 피부에 바를 수 있다. 위의 희석률에 맞추어서 로션에 섞어 바르거나, 캐리어 오일에 섞어 발라준다. 또한 마사지 요법으로도 많이 이용한다. 캐리어 오일 100ml에 내가 끌리는 에센셜 오일 50방울(약 2.5% 희석률) 정도를 넣는다. 온몸에 구석구석 발라준 후 가볍게 물 샤워를 하기도 한다.

세 번째는 입욕, 좌욕, 족욕을 할 때 사용한다. 나는 아이들과 입욕을 할 때 정말 많이 사용한다. 소금에 아이가 고른 안전한 에센셜 오일 한 방울을 녹인 뒤, 욕조 물에 풀어준다. 다리의 부종을 완화하고 싶을 때는 소금이나 우유에 사이프레스 한 방울, 레몬 한 방울을 넣어준다. 한 달에 한 번 생리가 끝날 즈음엔 로즈 제라늄 한 방울, 티트리 한 방울로 좌욕을 해준다.

물에 에센셜 오일을 이용할 때 반드시 기억해야 할 것은 분산제에 에센셜 오일을 녹인 후 활용해야 한다는 점이다. 에센셜 오일은 물에 녹지 않으므로 원액이 피부에 닿을 때 자극이 된다. 그러므로 소금, 우유, 계면활성제 등에 녹여서 사용해야 한다.

네 번째는 가글링할 때에도 정말 많이 이용한다. 구취가 심하거나 입 안에 염증이 있을 때 에센셜 오일로 가글링하는 것은 정말 많은 도움이 된다. 나는 소금에 페퍼민트 오일 1방울을 떨어뜨린 후 물과 섞어 가글링 해준다. 우리 아이들에겐 스피어민트 한 방울을 많이 이용하게 한다. 그리고 입안에 염증이 생길 때는 프랑킨센스 한 방울을 넣어 가글링하기도 한다.

식물이 만들어낸 향기, 에센셜 오일은 기본적으로 식물이 자신들을 보호하기 위해 생성된다. 벌레가 함부로 자신들을 먹지 못하게 함이다. 에센셜 오일 속 외부의 바이러스와 세균들을 죽이는 항균 성분이 우리 세포 내의 바이러스, 박테리아를 없애는 데 도움이 많이 된다. 이는 우리의 신체적인 치유 효능, 면역력을 높여준다.

그래서 에센셜 오일의 효능을 찾아보면, 대부분 살균, 소독, 항균, 항바이러스이다. 하지만 아로마 테라피의 생활을 하는 데 있어 기억해줬으

면 하는 것은 '식물의 향기는 우리 세포 내의 균을 없애줄 뿐만 아니라,

우리 마음의 균도 없애준다.'는 사실이다.

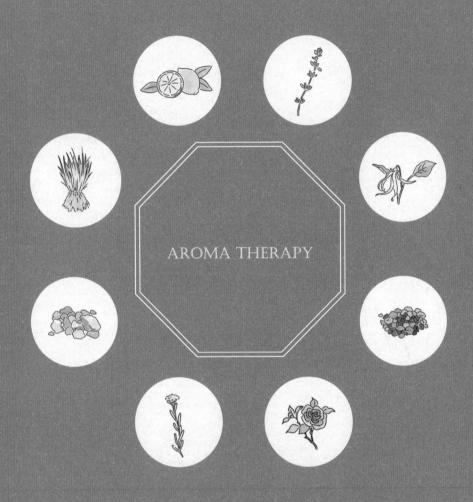

AROMA THERAPY

2
장
。

AROMA THERAPY
향기를 통해 나를 찾아가는 여행

상처를 치유하는
마음 다스림,
아로마 테라피

01

심장의 독소를 제거하는 향기
- 라임 -

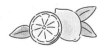

마음도 몸처럼 주기적으로
디톡스가 필요하다.

- 구사나기 류 -

라임의 향기는 마음에 눌려 있는 감정들을 배출하게 해준다. 특히 현재 상황을 회피하고 싶을 만큼의 돌덩이 같은 정서적인 독소들을 제거해준다. 라임의 향기는 심장의 독소를 제거하여 심장을 맑게 해준다.

우리 심장의 치유를 위해 선행되어야 하는 작업들이 있다. 바로 클렌징 작업이다. 새로운 사랑의 에너지, 긍정의 에너지로 가득 채우기 위해서는 그 전에 마음의 독소를 제거해야 한다. 라임의 향기는 우리의 부정적인 에너지, 생각을 없애준다.

그리고 심장의 에너지를 다시 활성화해, 마음에 빛과 기쁨을 주는 향기이다. 마음속에 감춰진 내면의 동기를 다시 끌어올릴 수 있게 한다. 그리고 다시 삶에 대한 열정이 솟아오를 수 있게 만들어준다.

라임의 향기는 심장의 에너지의 균형을 맞춰주는 데 많은 도움이 된다. 감정적인 에너지가 억눌렸던 사람들에게 많은 도움을 준다. 현실에서 이성적으로 판단하는 능력, 지적 능력, 경영 능력을 갖춘 사람들에게 감성적인 에너지도 가지라고 말을 해준다. 감성적인 것을 배제하고, 매진하는 사람들에게 무관심은 좋지 않다고 말해준다.

심장에는 피가 흘러야 하고 사랑이 흘러야 한다. 그것은 삶에 있어서 희망과 기쁨 그리고 모든 도전에 맞설 수 있는 강한 용기를 심어준다.

사랑스러운 꼬마 악동 제제의 슬프고 아름다운 동화 『나의 라임오렌지나무』. 너무나 일찍 삶에 숨겨진 슬픔을 발견한 다섯 살 꼬마 제제의 이야기를 그린 전 세계적 베스트셀러이다. 제제는 라임 나무를 밍기뉴라고 부르고 자신의 속마음을 다 이야기한다.

이 책이 오랜 시간 사랑받을 수 있었던 이유는 고단한 우리의 삶과 닮아 있어 함께 슬퍼할 수 있었고, 어린 주인공이 자아를 발견해나가는 동안 독자들도 함께 성장할 수 있었기 때문이다. 또한 가난과 무관심 속에서도 순수한 영혼을 간직한 제제가 눈물과 웃음을 선사하기에 오래전에 잃어버렸던 동심 세계의 찬란함과 순수함을 감동적으로 되살려볼 수 있는 책이기 때문이다.

나는 이 책을 보면서, 제제가 라임나무 밑에서 라임의 향기를 맡았기 때문에 어려운 상황 속에서도 순수할 수 있지 않았을까 하는 생각이 든다. 진실된 사랑과 우정을 가르쳐준 뽀르뚜가와의 장난스런 만남과 고통스런 이별에서, 라임오렌지 나무는 한결같이 제제의 마음을 위로해주었다. 라임오렌지나무가 꽃을 피워 보여줌으로써 같은 인생을 살아가는 하나의 생명체로서 위안을 받았을 것이다.

실제로 중세에는 라임나무 밑에 앉아 있으면 뇌전증과 신경계 질환으로부터 보호받을 수 있다고 믿었다.

라임의 향기는 비 오는 날, 꿉꿉한 날에 틀어놓으면 좋다. 비가 내릴 때는 마음에 가라앉은 감정들이 더 드세게 일어난다. 마음의 울적한 기분을 날려버리고 싶을 때는 라임 오일을 디퓨징하면 기분이 가벼워진다. 이사를 했을 때, 낯선 환경에 대한 두려움이 있다. 라임의 향기는 낯선 곳에 대한 공기를 정화해주고, 앞으로 나아갈 희망의 에너지를 채울 수 있게 해준다.

또한 현실에서 너무 버거운 상황들이 있을 때, 버거운 감정을 가볍게 되도록 만들어버린다. 라임 향기를 페퍼민트의 시원한 향기와 함께 디퓨징한다면, 더 힘차게 앞으로의 일에 매진할 수 있게 만들어준다.

내가 아로마로 관리하는 요가원은 100군데가 넘는다. 요가원에 들어서면, 레몬그라스 혹은 라임 냄새가 나를 반긴다. 원장님들도 에센셜 오일을 그날의 기분에 따라 틀기도 한다. 또한 어떻게 하면 요가에 더 집중할 수 있게 할 수 있을까 고민하며 틀기도 한다.

대부분의 요가원들은 내가 오렌지 향기를 추천해주었지만, 레몬그라스와 라임을 주로 디퓨징한다. 사람들에게 달콤한 향기보단, 신선하고 날카로운, 과일의 향기로 마음의 독소를 정화해주고 싶다는 원장님들의 마음에서 우러난 본능적인 선택이었을 것이다. 호흡의 들숨은 프라나 에너지를, 날숨은 마음의 독소를 제거해준다. 라임의 향기가 충만한 요가원은 회원들의 몸과 마음의 독소를 빼주는 데 큰 도움을 받을 것이다.

"생각대로 이루어지는 쾌적한 인생은 깨끗한 마음으로부터 시작됩니다. 말끔하고 상쾌하게, 그저 매일을 살아가는 것만으로도 자연스럽게 기쁨이 솟아나는 새로운 삶을 살아가봅시다."

— 구사나기 류, 『클린』 중에서

실제로 라임의 효능은 심장의 혈액을 맑게 해주는 것이다. 인도의 아유르베다 의학에선 레몬 대신에 라임을 사용하기도 한다. 라임은 혈액의 정화, 혈액 순환 장애에 도움을 주고, 림프를 자극하여 체액 정체를 해소하고, 혈압을 낮춰준다.

라임 에센셜 오일은 감기, 인플루엔자에 효과적이다. 비타민 C가 풍부하여 바이러스 저항성을 높여준다. 열이 날 때도 라임 에센셜 오일은 도움이 된다. 따뜻한 물 한 잔에 꿀 한 스푼, 라임 한 방울을 넣고 마셔준다.

라임 에센셜 오일은 우리 몸의 독소를 줄여준다. 라임 주스에 혹은 감귤류계의 주스에 라임 오일 한 방울을 넣어서 마시면 도움이 많이 된다. 여름에는 차가운 탄산수나, 에이드와 함께 마셔도 좋다. 몸속의 열이 빠지게 도와준다. 또한, 정체된 체액 순환에 도움이 되기 때문에 다이어트 할 때에도 함께하면 좋다. 라임 오일을 바디크림에 넣어 발라주는 것도 도움이 된다.

그리고 이 모든 과정에 라임의 향기가 함께한다. 정체된 체액의 순환을 돕는 것은, 정체된 감정의 순환을 돕는 일이 된다. 딱딱했던 심장을 녹여주고, 마음에 새로운 사랑의 에너지가 돌게 한다. 마음의 독소를 정화시켜주고, 기쁨과 희망의 빛이 가득하게 한다. 삶에 대한 분노와 지침 속에서 삶에 대한 열정을 다시 샘솟게 해준다.

02

부정적 감정을 몰아내주는 향기
- 타임 -

여섯 번째 감각이라고 할 용기는
승리로 가는 지름길을 찾아내는 기능을 갖추었다.

- 칼릴 지브란 -

타임의 향기는 정서나 신체를 정화하는 가장 강력한 세정제 중 하나이다. 오랫동안 묵혀 있던 감정을 해결하는 데 큰 도움을 준다. 타임의 향기는 백 리를 간다고 한다. 그만큼 강력하게 우리의 마음 깊숙이 해결되지 않은 곳에 도달한다. 그리고 침체된 감정을 표면으로 이끌어낸다.

대부분의 사람들이 타임의 향기는 너무 강해서 싫다고 한다. 하지만, 이 와중에서도 타임의 향기가 끌리는 사람은 강력하게 감정의 해독이 필요한 사람이다. 자신은 느끼고 있지 못하지만, 마음에 엄청나게 묵은 감정이 자신을 힘들게 하고 있음을 알게 한다. 또한 그로 인해 어떠한 일을 할 때에 용기를 내지 못하고 있는 상황이 많다.

타임의 전설이 있다. 요정의 왕이 한여름 밤의 모든 요정들과 함께 야생 꽃밭에서 춤을 추었다. 그 이유는 타임이 용기를 상징하기 때문이다. 당시 기사들이 전투에 나갈 때, 그들의 방패마다 백리향의 이미지를 새겨놓곤 했다. 그들의 여인들이 용기의 상징으로 수를 놓아준 것이라 한다. 꽃을 밟으면 향기를 백 리 밖에서도 맡을 수 있다고 해서 백리향이라고 하기도 한다.

타임의 이름은, '훈증하다'라는 의미의 'thymon'이라는 그리스어에서 유래한다. 일부 사람들은 이 식물이 용감성과 연관되므로 용기를 뜻하는 'thumus'라는 그리스어에서 유래한 이름이라고도 한다.

실제로 로마 시대 병사들은 전투에 나가기 전에 타임을 우려낸 물로 목욕했으며, 중세 시대에는 십자군 원정을 떠나는 기사들의 목도리를 타임의 잔가지로 만들었다고 한다. 중세 시대 역병, 마비, 나병에 타임을 처방하기도 했다. 재판관들이나 왕들은 공공연히 질병에서 자신들을 방어하기 위한 목적으로 가지고 다니던 꽃다발에도 타임을 넣었다고 한다.

특히 전쟁이라는 특수 상황에 놓였을 때 겪는 개인적인 경험은 말 자체의 전달력이 심적 고통을 그대로 반영하지 못한다는 한계가 드러날 정도로 깊은 트라우마를 남긴다고 한다. 타임의 향기가 실제로 과거에는 전쟁이라는 깊은 심적 고통을 수면 위로 떠오르게 하고, 그것을 해소하게 해서 앞으로 나아갈 수 있는 용기를 주었을 것이다.

현대 사회에 와서는 총과 칼이라는 전쟁의 무기가 직접 사용되지는 않지만, 전쟁 같은 상황이 많다. 코로나 19 팬데믹만 봐도 그렇다. 어쩔 수 없는 사회의 전염병이지만, 많은 사람들은 좌절해야만 했다. 급속히 전염되는 전염병에 어떻게 할 수 없는 인간의 무기력함이 그 첫 번째이다. 그리고 코로나 19로 인한 자영업자들의 타격이 그 두 번째이다.

이는 사회적으로는 어쩔 수 없는 팬데믹이지만, 이로 인한 전쟁은 사람들에게 말로 표현할 수조차 없는 트라우마를 주고 있다. 이때에 우리는 타임의 향기가 필요하다.

타임의 향기는 부정적인 감정을 비우게 해준다. 마음이 활짝 열린 상태에서, 상황과 감정을 개방적으로 받아들일 수 있게 한다. 위와 같이 전쟁에 나가야 할 때의 깊은 두려움과 낙담의 감정을 버리고, 용기라는 감정이 생겨나게 해준다. 감정의 속박으로부터 자유롭게 한다. 그들에게도 깊은 마음의 용기와 희망을 준다. 타임의 향기는 앞으로 나아갈 수 있게 한다.

나도 처음에는 타임의 향기가 매우 독특하고 강하다고 생각했다. 처음에는 스티커 제거제 냄새같이 느껴졌다. 그런데 실제로 타임에 들어 있는 화학 성분에 스티커를 제거할 수 있는 티몰 성분이 많았다.

티몰 성분은 강한 항산화 작용을 하는 모노테르펜(monoterpene) 페놀의 일종이고, 오래전부터 사용되어 오던 방향성 정유의 하나이다.

중세 시대, 흑사병이 유행하던 기간에 타임의 활성 방부제인 티몰은 전염성 감염으로부터 보호하는 것으로 사용되었다. 강력한 항바이러스의 성분으로 살균제, 소독제의 역할을 한다. 그래서 현 코로나 19 시기에 소독제와 살균제로써 디퓨징하는 것만으로도 도움이 된다.

타임은 강력한 폐의 강화제이기도 하다. 점액체를 제거하고, 숨 가쁨 증상에 뛰어난 치료제가 된다. 우리의 감정은 호흡과도 관련이 있다. 살아 있는 에너지를 들이마시고, 우리 몸의 폐에서 혈액과 교환하여 이산화탄소와 함께 부정적인 감정을 내쉬게 된다. 타임의 향기는 그 자체로도 감정의 해독 작용을 도우며, 폐의 호흡 기능을 더 원활하게 해준다.

강한 항균성이 그 특징으로 폐 또는 소화기 계통 항암제로 쓰이고, 항진균 효과 때문에 과거에 국소적으로 각종 의약용으로 사용되었다. 고대 이집트에서는 미이라를 만드는 데 사용되었다고 한다. 방부제 성질을 지니고 있다. 근래에는 항균과 허브향의 특성으로 식품 보존방법에도 사용하게 되었다고 한다. 또한 타임 에센셜 오일은 질병으로 인한 피부병을 치료하는 데 사용되기도 했다. 아토피나 습진의 경우 일시적으로 심해졌을 때 타임 에센셜 오일을 섞어 바르기도 한다.

Majay G.는 타임의 효과는 낙심을 쫓고 활력이 생기게 한다고 한다. 영혼의 꿋꿋함과 신체의 활력을 고취시키는 데 큰 도움이 된다고 한다.

타임의 향기는 보다 더 단단한 확신에 차게 한다. 내면을 강인하게 만든다. 의기소침하고 부정적인 감정을 내몰아낸다. 자신에게 닥친 어려운 문제의 두려움을 없앨 수 있도록 해준다. 자신의 힘을 믿고, 자신의 의지로 극복할 수 있는 용기를 준다.

우리는 마음의 전쟁을 항상 치르고 있지 않은가.

타임의 향기로 전쟁의 두려움을 잠식시키고 새로운 용기를 얻어 백 리를 나아가보자.

03

내면아이를 마주할 수 있게 해주는 향기
- 일랑일랑 -

회복력의 바탕은 자신을 사랑해주는 듬직한 사람에게 이해받는다는 느낌에서 찾을 수 있으며,
그 사람의 생각, 가슴속에 자신이 존재한다는 사실을 깨달을 때 얻을 수 있다.

- 다이애나 포샤 -

일랑일랑 향기는 내면의 순수한 아이를 찾게 해주는 향기이다. 일랑일
랑 향기는 과거로부터 받은 감정적 트라우마를 풀어준다. 아동기의 스트
레스와 부정적 경험은 살아가면서 행동의 제약을 가져오기도 한다.

어린 시절에 사랑이 아닌 상처를 받은 사람들은 '진짜 나'를 겉으로 드
러내지 않는다. 부모에게서 오는 반복적인 상처에서 자신을 보호하기 위
해 거짓된 자아로 자신을 감추게 된다. 그리고 진정한 자신의 모습이 드

러나지 않도록 한다.

마음의 상처는 폭력, 폭언, 성적인 학대에서만 오는 것이 아니다. 부모가 무심코 내뱉은 말에도 상처를 입는다. 엄마가 우울증이나 트라우마로 고통받아 아이들에게 적절한 반응을 보이지 못할 경우, 그 아이들은 보통의 아이들보다 6배나 더 많은 정서적 문제를 보이게 된다는 연구 보고도 있다.

아이의 감정을 받아주지 않는 부모 아래에서 자란 사람들의 '내면 아이'는 상처로 인해 건강하지 않다. 건강하지 않은 내면 아이를 지닌 이들은 대부분 자존감이 낮고, 사람을 믿지 못하고, 감정을 느끼거나 표현하는 데 서툴기도 하다.

사람은 성장하면서 신체적으로 정서적으로 스스로 돌보는 법을 점차 배워간다. 하지만, 자기 관리를 배우는 건 우리가 돌봄을 받는 방식을 통해서라고 한다. 자기 통제 기술은 생애 초기에 양육자와 얼마나 조화롭게 상호 작용했느냐에 따라 좌우된다. 부모가 안락함과 힘을 충분히 제공해준 아이들은 평생 그 효과를 누린다. 운명이 건네는 시험 같은 시련도 견디는 완충제를 확보하는 것이다.

아로마 테라피 상담을 하면서, 몸은 경직된 채로 팔짱을 끼며, "끌리는 향기가 하나도 없어요." 하는 사람들이 있다. 그럴 때면, 일랑일랑 오일을 건네본다. 그러면, "어 이 향기는 좋네요."라고 한다. 그리고 자신의 마음속에 있던 이야기를 하기도 한다.

이야기를 들은 것 중에, 부모님에 대한 이야기가 많았다. 그런데 이건 비단, 어린아이뿐만이 아닌 것 같다. 어느 정도 성인이 된 이후, 아버지가 돌아가시고 우울증에 빠진 어머니를 보며 상처받는 이도 일랑일랑의 향기를 골랐다.

우리는 부모 앞에서 언제나 아이가 된다. 우리가 부모라면 특히 더 일랑일랑 향기로 내면 아이를 치유해줘야겠다. 상처 입은 채 방치된 부모의 내면 아이는 자신의 몸과 행동에 그대로 투영되어 자신의 아이에게 상처 주게 되기 때문이다.

나는 키즈 아로마 테라피 온라인 방송도 많이 한다. 내가 주제를 설정한 키즈 아로마 테라피는 세 가지 유형이 있다. 향기로 키우는 두뇌 발달, 향기와 감정 조절, 아로마 성장 테라피이다. 이 중에서 향기와 감정 조절은 어른에게나 아이에게나 인기 있는 내용이다.

내가 강조하는 키즈 아로마 감정 조절 부분에서는 부모가 자신의 감정을 잘 알아야 한다고 말을 한다. 그리고 스스로 감정을 조절할 수 있는 지혜를 가지는 것이 좋다고 말한다.

그래야 세상에서 제일 사랑하는 우리 아이가 자신 인생의 행복을 조절할 수 있다. 그러기 위해선 우리가 알려줄 것은 학습과 교육이 아니다. 아이 스스로 감정을 알 수 있게 하기이다. 그 도구 중 하나가 아로마가 될 수 있다고 말한다.

꼭 일랑일랑 향기가 아동기 때의 감정적 상처만을 위로해주는 건 아닌 것 같다. 현대 사회에 압도되는 많은 사람들에게 일랑일랑의 향기는 내면의 천진난만하고 장난기 가득한 자신을 마주하게 한다. 진하면서도 깊은 일랑일랑의 향기가 딱딱하게 굳은 심장을 파고든다. 그리고 그 심장을 부드럽게 자극하면서도 감싸준다. 그렇게 내면 아이를 깨워준다.

우리는 감정적인 트라우마를 해결하려면 우선 내면 아이를 마주해야 한다. 트라우마 치료를 할 때에, 트라우마를 먼저 마주하게 한다. 그런데, 그보다 훨씬 더 중요한 것은 트라우마를 마주할 때, 누군가가 "함께 있어요."라는 무언의 메시지를 던져주는 것이라고 한다. 그 누군가는 신뢰할 수 있는 친구나 가족, 사랑하는 연인이다. 일랑일랑 향기는 자연스럽게 내면 아이에게 손을 뻗어준다. 그리고, '우리 즐겁게 놀자.'라고 말을 해주는 것 같다.

실제로 일랑일랑 꽃은 인도네시아로 신혼여행을 가면 호텔 베드 위에 흩뿌려져 있다. 일랑일랑은 신혼부부의 긴장된 마음을 풀어주고, 첫날밤의 기쁨을 만끽할 수 있게 도와준다고 한다. 일랑일랑 향기는 진정 작용을 도와주어, 천진한 웃음을 머금게 해준다. 이는 사랑을 그대로 느낄 수 있게 하는 최음 효과이기도 하다.

나는 일랑일랑 향기가 매우 강하다고 생각했다. 그래서 그렇게 많이 끌리지가 않았다. 그러다가 임신하고, 출산했다. 출산 후 2개월 정도 되었을 때다. 그때쯤에 일랑일랑 향기가 너무 좋았다. 같이 있는 언니에게 "일랑일랑 향기 안 좋아했는데, 요새 너무 좋네요. 계속 머리 뒤통수에 디퓨저 켜놓고 일랑일랑 향기 속에 푹 빠져 살고 있어요."라고 했다.

그랬더니, 언니가 웃으면서 "요새 남자가 필요한가 보네."라고 했다. 정말 그랬다. 임신 7개월 무렵부터 출산 후 몸조리할 때까지는 남편과 밤의 대화를 하지 않았다.

일랑일랑은 가난한 자의 자스민이라고 불리기도 한다. 자스민의 향기는 매혹적이지만, 고가이다. 일랑일랑은 깊고 강한, 매력적인 꽃내음으로 향수에도 많이 이용된다. 일랑일랑 향기는 외로운 사람들에게 도움이 된다. 향기 자체로 이성적인 친구가 되어준다. 또한 내 감정을 위로해줄 수 있는 감성적인 연인이 되기도 한다.

일랑일랑 향기는 내면의 아이를 마주하게 하면서도, 옆에 사랑하는 사람이 머무는 듯한 느낌이 들게 한다. 그렇게 내면 아이의 치유가 시작될 수 있도록 도와준다. 내면 아이를 치유하면서 우리는 영적인 에너지를 연결시킬 수 있다. 깊은 영적인 치유의 연결은 삶의 모든 영역에 영향을 미친다.

영적인 연결을 향상하는 일은 일랑일랑 향기에 감각을 기울여 내 심장의 소리를 느끼는 것이다. 그리고 내면 아이를 마주한다. 그리고 나의 내면 아이와 즐겁게 놀면 된다. 그렇게 어른스러웠던 마음을 내려놓으면 된다. 일랑일랑의 향기는 이 모든 것을 지지해준다.

04

무한한 사랑의 보호를 느낄 수 있게 하는 향기
- 미르 -

집은 어머니의 몸을 대신하는 것이다. 어머니의 몸이야말로 언제까지나 사람들이
동경하는 최초의 집이다. 그 속에서 인간은 안전했으며 또 몹시 쾌적하기도 했다.

- S. 프라이드 -

"어, 뚜껑이 안 열려요."

"어, 오일이 안 떨어져요."

정말, 진득하고도 진득한 미르 오일이다. 겨울에는 특히 오일의 뚜껑
에 하얀 서리처럼 보이는 가루가 낀다. 오일의 진득함에 뚜껑이 잘 열리
지 않는다. 그리고, 오일의 뚜껑을 열어 떨어뜨리려 할 때도 정말 인내심
을 가지고 지켜봐야 한다.

그렇게 한 방울, 토옥 하고 떨어진 미르 오일의 향기는 땅의 냄새를 떠올리게 한다. 나무의 향과 땅의 냄새 그 어디쯤이다. 미르의 향기가 무미건조하게 느껴졌다. 좋지도 싫지도 않은, 평범한 날들 중, 평범한 날씨의 그냥 건조한 나무와 땅의 냄새처럼 느껴졌다.

미르의 향기가 좋다고 표현하는 사람들은 외국에서는 입양된 아이인 경우가 많다고 한다. 아니면, 어렵게 출산을 겪은 아이들, 영양 실조인 아이들, 무력감이 가득한 아이들이 많다고 했다. 하지만, 우리나라에는 입양아들이 많지 않기 때문에 그러한 경험은 해보지 못했다.

예수님이 탄생했을 때, 동방박사가 세 가지 선물을 했다. 유향, 몰약, 황금이다. 그중 몰약은 미르이다. 미르 에센셜 오일은 어머니의 무한한 사랑을 느낄 수 있게 한다. 미르 향기는 무한한 사랑의 보호를 느낄 수 있게 한다.

우리는 예로부터 여자는 땅, 남자는 하늘이라고 했다. 현대 사회에 와서는 '왜 여자가 땅이고, 남자가 하늘이야?'라고 하며, 남아 선호사상을 비판한다. 그런데 오일을 공부하면서, 왜 여자가 땅인지 알겠다. 어머니와 아버지의 사랑의 속성은 달랐음을 알게 되었다.

동양에는 음양오행이 있다. 음양오행이라는 것의 근원은 무극에서 출발했다. 우주에는 에너지가 없다는 데서 출발했다. 그리고 서양에서는 빅뱅, 동양에서는 음과 양의 에너지가 발생했다. 서양이든, 동양이든 음과 양의 에너지의 균형이 가장 안전하고 건강한 상태라고 본다.

음양오행에서 음은 여자, 양은 남자라고 한다. 이 두 에너지가 서로 좋고 나쁨이 없다. 형태라고 보는 것이다. 음양오행의 오장육부 장기에서도 항상 담고 있는 것은 음의 장기라고 한다. 간은 항상 독소를 담고 있다. 비장은 정기를 담고 있다. 심장은 혈액을 담고 있다, 폐도 공기를 담고 있다. 신장도 수분을 담고 있다. 항상 일을 하고 있는 장기들이다.

무엇인가가 들어올 때만 일하는 것을 양의 장기라고 한다. 담낭도 음식물이 들어왔을 때, 담즙을 분비한다. 위는 음식물이 들어올 때 열심히 일을 하고, 그렇지 않을 때는 쉰다. 소장과 대장 모두 배변할 물질이 들어왔을 때, 더 활발히 일을 한다. 방광도 마찬가지이다. 양의 장기는 해결사이다.

엄마의 사랑은 무조건적으로 흐른다. 엄마의 사랑은 항상 일을 하고 있다. 엄마의 사랑은 흔들리지 않는 견고한 대지이다. 어린 생명체에게 엄마는 세상이고, 우주이다. 엄마라는 지지대가 있어야 아무리 비바람이 몰아쳐도 무너지지 않을 수 있다.

나 또한, 세 아이의 엄마로서 모성애와 부성애의 차이를 느낀다. 모성애가 부성애보다 더 강하다는 뜻이 아니다. 엄마는 본능적으로 자신의 몸에 생명이 생길 때부터, 사랑과 책임감을 가지게 된다. 나는 아이를 위해 좋아하던 술도 먹지 않았다. 좋은 것만 보고 들으려 했다.

남편은 아이가 탄생하고, 갓난아이일 때는 그저 귀여운 생물체처럼 대했다. 그러다가 아이가 아빠를 알아보고, 아빠를 좋아하기 시작하면서 부성애가 끓어오르는 모습을 보여주기 시작했다. 아이가 가지고 싶은 거 하고 싶은 것은 다 해주는 아빠가 되어주고 싶어 했다.

아이들에게도 모성애와 부성애의 느낌은 다를 것이다. 아이는 10개월 간 엄마의 자궁 안에서, 엄마의 심장 소리, 기분을 느끼며 세상에 나온다. 그리고 엄마의 심장 소리를 들어야 잠이 쉽게 든다. 말하지 않아도,

엄마의 에너지를 가장 안전하게 느낀다.

미르 향기는 이런 느낌이다. 엄마의 무한한 보호를 느끼게 하는 오일이다. 미르 향기는 흔들리지 않는 대지 위에 서 있는 안전한 사람임을 알게 해준다. 미르 향기는 세상의 정서적 부작용과 해로운 경험에 대해서 미리 예방접종을 해준다.

번지점프를 할 때에, 나를 잡아주는 끈이 있음에 용기 내서 날아오를 수 있다. 미르 향기는 세상에 대한 두려움을 떨쳐낼 수 있게 도와준다. 삶에 대한 신뢰가 자리 잡히고, 영혼은 더 안정감을 느끼게 된다.

무려 4천 년의 역사를 가진 미르 오일은 프랑킨센스와 더불어 가장 오래되고 유명한 방향성 물질 중 하나이다.

미르 오일은 '신의 오일'로 불리며, 종교적 의미로 많이 쓰였다.

고대 이집트에서는 죽은 자는 언젠가는 부활한다고 믿었기 때문에 그때를 대비해서 시신을 온존하기 위해 시신의 심장을 제외한 내장을 제거한 후 미라를 만들었다고 한다. 미라 제작 시 심장을 제외한 내장을 빼낸 후 시신 안에 다른 물질을 채웠는데, 사회 상류층은 송진과 향료를 섞어 넣었고, 하층민의 경우 톱밥이나 돌덩이를 넣은 경우도 있었다고 한다. 이때에 넣은 향료가 미르이다. 미르의 어원은 미라에서 왔다. 미르 오일 에는 탁월한 방부력이 있다.

그래서 나는 미라처럼 변하지 않는 피부를 위해, 화장품에 미르 오일 을 넣어 사용한다. 미르 오일은 노화, 질병의 원인인 활성산소로부터 세 포를 지켜주는 항산화 지수가 매우 높다.

미르 오일은 보습에도 도움이 많이 된다. 트거나 갈라진 피부에 미르 오일을 바르면 좋다. 발뒤꿈치 갈라짐에도 발 크림에 미르 오일을 한두 방울 섞어 발라주면 좋다.

미르 오일은 구강 관리에도 도움이 많이 된다. 꿀과 미르 1~2방울을 섭취하면 도움이 된다. 또한 올리브 오일 20g에 미르 오일 20방울을 넣 어 아침에 오일 풀링을 하는 데 도움이 된다. 치약에 미르 오일 한두 방 울을 떨어뜨리면, 입안의 염증이나 상처를 빨리 아물게 하는 데 도움이 된다.

　한 가지 주의사항은, 진득한 미르 오일은 체내에 머무르는 시간이 길다는 것이다. 건강한 아로마 테라피는 에센셜 오일이 몸에 들어온 후, 몸 안에서 화학적 작용을 하고 100% 배출되는 것이다. 빨리 배출이 될수록 더 좋다. 그래서 미르 오일은 매일 많은 양을 사용하지 않도록 한다. 또한, 임산부는 사용하지 않는 것이 좋다.

　미르 오일은 어머니의, 대지의 오일이다. 미르 오일은 신의 오일이라 불릴 만큼 정신과 육체를 하나로 통합시켜준다. 마음의 깊은 불안함을 잠재운다. 세상과 맞서 살아갈 수 있게 안정감을 준다. 미르 향기를 맡으면 '너는 안전한 곳에 위치해 있단다.', '이 지구의 모든 것은 너를 지켜준단다.', '너는 무한한 사랑을 받는 존재야.'라고 말해주는 것 같다.

05

사랑의 에너지로 심장을 치유하는 향기

- 로즈 -

진정한 혁명가를 이끄는 것은 위대한 사랑의 감정이다.
이런 자질이 없는 혁명가는 생각할 수 없다.

- 체 게바라 -

사실 나는 꽃의 종류에 대해 잘 몰랐다. 남편과 연애를 했을 때, "꽃을 받으면 기분이 좋아. 기념일마다, 기념일이 아닐 때에도 꽃을 사줘."라고 했다. 무슨 꽃이 좋냐는 물음에 "장미꽃."이라고 했다. 가장 쉽게 알 수 있는 꽃이었기 때문이다. 연애 4년, 결혼 9년 차인 지금도 남편은 한결같이 빨간 장미꽃을 선물로 주곤 한다.

로즈는 미의 여신, 비너스의 상징이다. 비너스는 사랑과 예술, 모든 미의 창조를 맡고 있는 꽃의 여왕이다. 로즈는 꽃 중의 꽃, 꽃의 여왕이다. 그래서인지 많은 여자들은 로즈 자체를 사랑한다. 로즈의 모양과 향기를 모두 사랑하는 것 같다.

어렸을 적부터 식물, 향기에 대해 관심이 많았다. 예쁜 꽃에는 코를 박고 호흡을 깊숙이 들이마셨다. 그래서인지, 나는 아이들이 세 살, 네 살 아장아장 걸을 때, 지나가다 꽃을 발견하면 코를 꽃에 가져가게 하며 향기를 맡게끔 하곤 했다.

진짜 장미 향기는 깊은 으스름 같은 매혹적인 향기이다. 달콤한 향기가 아닌, 깊은 으스름, 부드러움의 향기이다. 향기에 이끌려 겹겹이 쌓여 있는 꽃잎들을 따라가다 보면, 가장 중앙이 궁금해진다. 심장을 안고 있는 듯한 느낌이다.

로즈 향기는 시중에 향수로도, 화장품으로도, 섬유유연제로도 많이 나온다. 네일아트를 하러간 적이 있었다. 질염이 고민이었던 나는 네일아트샵에 진열되어 있는 로즈 팬티 오일에 눈이 갔다. 네일아트를 해주는 예쁜 언니가, 팬티에 한 방울씩 떨어뜨리면 화장실 갈 때마다 기분이 좋다고 했다.

나도 여자로서, 기분 좋은 향기가 나면 좋겠다 싶어 그 자리에서 즉시 구입했다. 10ml에 6만원이었다. 그리고 집에 가서 팬티에 떨어뜨렸다. 그런데, 기분 좋은 향기는커녕, 질염이 더 심해져 두 번 쓰고 버렸던 기억이 난다.

진한 듯하면서도 부드러운 다마스크 로즈의 향기는 발전된 현대 과학 시대에도 절대 따라 만들 수가 없다. 현재는 많은 식물들의 케미컬을 분석하여, 그 식물에서 유용한 케미컬을 인공적으로 만드는 시대이다.

하지만, 로즈의 케미컬은 여전히 80%밖에 분석해내지 못했다고 한다. 그만큼 현대 과학으로도 100% 분석할 수 없는 신비함이 숨어 있다.

로즈 향기는 실제로 신비롭다. 여자를 신비롭게 만들어준다. 이 신비로운 로즈 에센셜 오일 1g을 추출하려면, 3,000송이의 꽃잎이 필요하다. 5ml 로즈 에센셜 오일이 40만 원 이하인 것은 희석했거나, 가짜 오일일 가능성이 높다.

로즈 오일을 사랑한 이집트의 클레오파트라 이야기를 빼놓을 수 없다. 최고의 절세 미녀로 알려진 클레오파트라는 사실 미녀가 아니라고 한다. 그런데 어떻게, 로마의 최고 권력자인 카이사르와 안토니우스 두 남자를 유혹하여, 세계를 쥐고 흔들었을까.

그녀는 장미 정원을 가꿀 만큼 장미를 사랑했다고 한다. 클레오파트라는 장미의 향기로 자신을 떠올리게 하기 위해 침대에도 장미 꽃잎을 쌓아놓았다고 한다. 목욕할 때에도 장미 꽃잎을 띄운 물로 씻었다고 한다. 그래서 그녀가 움직일 때마다 장미의 향기가 가득했다고 한다. 그렇게 장미 꽃잎을 맡을 때 자연스럽게 그녀를 떠올리게 만들었다고 한다.

사실, 클레오파트라는 굉장한 지략가였다고 한다. 머리가 굉장히 좋았고, 두려움이 없었다고 한다. 향기로 기억과 감정을 자극할 줄 알았다. 그리고 무엇보다 로즈의 에너지로 그녀의 매력 지수는 엄청나게 상승했을 것이다. 로즈 향기를 맡는 두 장군도 자연스레 그녀를 사랑할 수밖에 없었을 것이다.

모든 유기물에는 주파수가 있다. 주파수는 진동수이다. 건강한 사람의 주파수는 65~78MHz이다. 우리 몸의 진동수가 떨어지면 질병에 걸리기 쉬운 상태가 된다. 그래서 우리는 진동수가 있는 유기물을 가까이 하며 사는 것이 좋다.

우리가 아무렇지 않게 먹는 햄버거, 가공 식품은 주파수가 0MHz라고 한다. 말린 허브, 차를 먹는 건 12MHz의 에너지를 받는 것과 같다. 전자 기기는 오히려 우리 몸의 주파수를 떨어뜨린다고 한다.

에센셜 오일은 식물의 에너지를 그대로 저장한 에너지체이다. 에센 셜 오일의 주파수는 52MHz부터 시작한다. 대부분의 에센셜 오일은 100MHz 정도라고 한다. 에센셜 오일을 가까이 사용하는 것만 해도 우리 몸의 진동수는 높아진다. 그중에서도 가장 높은 진동을 가진 에센셜 오 일은 로즈이다. 무려 320MHz이다. 로즈 에센셜 오일은 지구상의 어떠 한 오일보다 가장 높은 진동을 가지고 있다. 이것이 심장 에너지를 강력 하게 어루만져주는 것이다.

그래서 로즈 오일을 바르는 것만으로도 굉장히 매력적인 사람이 된다. 나의 에너지도 올라가게 해줄 뿐만 아니라 상대의 심장을 떨리게 만들

수 있는 것이다. 그래서 나는 중요한 미팅이 있거나, 많은 사람들 앞에서 강연하게 될 때, 로즈 오일을 지니고 간다. 그리고 로즈 오일을 수시로 발라준다. 나만의 에너지 진동수를 높이기 위해서이다.

로즈 오일은 아름다움을 유지할 수 있도록 피부에도 정말 많이 도움이 된다. 얼굴 크림에 로즈 오일을 함께하면 매끄럽고 매력 있는 피부가 될 수 있다. 또한 마음의 깊은 우울증에도 많은 도움을 준다. 특히 여성의 산후 우울증에 도움이 된다. 로즈 오일은 자궁을 건강하게 만들어준다. 나는 아이를 낳고, 24시간 이내로 로즈 오일을 복부에 계속 발랐다. 자궁의 회복을 위해서였다.

로즈 오일은 그 자체로 강력한 심장의 치료사가 된다. 심장에 신성한 사랑과 연결이 될 수 있도록 만들어준다. 신의 은총과 치유 과정을 거치게 한다. 신이 나에게 주는 무조건적인 사랑과 수용을 느낄 수 있게 한다. 그리고 다른 사람들에게 마음을 열고 사랑할 수 있게끔 만들어준다. 로즈 향기는 따뜻함과 부드러움, 자비와 연민의 마음을 가질 수 있도록 해준다.

06

고통을 치유해주는 향기
- 헬리크리섬 -

세상은 고통으로 가득하지만,
그것을 극복한 사람들로 가득하다.

- 헬렌 켈러 -

헬리크리섬의 학명은 그리스어로 '태양'을 의미하는 'helio'와 '황금'을 의미하는 'chrysos'에서 유래했다. 헬리크리섬 꽃은 건조한 후에도 오랫동안 노란색 꽃의 색과 형태가 유지되어 'Immortelle(임모르텔, 영원불멸)' 또는 'Everlasting(에버라스팅, 영원한)'이라고도 불린다. 드라이플라워, 종이꽃으로도 유명하다.

얼마나 멋진 꽃인지 모른다. 건조한 후에도 색과 형태가 유지되는 영원불멸의 꽃은 그만큼 강력한 스트레스의 회복에 많은 도움을 준다. 우리는 고민이 생기면 친구나 상담가에게 털어놓는 것이 일반적인 방법이라고 생각한다. 그러나, 마음속 이야기를 다 털어놓아도 전혀 도움이 안되는 경우도 있다. 말을 해도 해소되지 않는 불안감과 스트레스는 호르몬 과다 분비로 인해 지속적으로 몸에 경직을 만들어낸다.

우리는 심각한 스트레스를 말이 아닌 다른 방법으로 해소할 수 있다. 그것은 내가 끌리는 향기를 선택하는 것이다. 아니면, 헬리크리섬 향기를 맡는 것이다. 그럼으로써 뇌가 기억을 재구성하고 고통이라는 감정을 처리할 수 있게끔 하게 하면 된다.

현대인들이 많이 겪는 공황장애의 경우에 헬리크리섬 향기는 도움을 준다. 공황은 마음속에 일어나는 불안, 즉 두려움이나 공포심으로 인해 미칠 거 같거나 당장 죽을 것 같은 강한 느낌을 받는 것이다.

40년 동안 살아온 나의 고향, 우리 집 땅에 관련한 문제였다. 갑자기 우리 집으로 들어오는 길목을 막으며 돈을 내놓으라고 한다. 요즘 보는 도로 분쟁이었다. 우리 집으로 들어오는 길은 나라에서 깔아준 포장도로

까지 연결되어 있었다. 갑자기 돈을 내야 한다는 것도 억울했지만, 합의를 보려고 했다. 그러나 쉽지 않았다. 그렇게 재판이 시작되었다. 아빠와 언니들은 아픈 엄마를 돌봐야 했다. 나는 자연스럽게 재판이란 것을 책임지게 되었다.

60대의 험상궂게 생긴 공장 아저씨와 싸우려니 너무 무서웠다. 나는 변호사가 시키는 대로 열심히 증거물을 수집했다. 하지만, 매달 진행되는 재판에서 상대방의 서면을 볼 때는 눈앞이 아찔했다. 순간적으로 절벽 위에 있는 기분이었다. 재판은 항상 월 중반에 진행되었다. 몸이 기억을 하는지, 그즈음 되면 심장이 빨리 뛴다. 그리고 호흡이 짧아진다. 그러다가 귀가 징 하고 아파온다. 그렇게 그런 일이 반복되는 삶이었다.

극심한 긴장이 매달 반복되었다. 재판은 1~2년 걸리고, 또 대법원까지 가면 5~6년이 걸린다. 의연해야지 하면서도 작정하고 달려드는 상대방을 막아내는 일이 버거웠다. 남의 것을 뺏는 것보다, 내 것을 지키는 것이 훨씬 힘들다는 걸 깨달았다. 그렇게 마음의 병이 시작되고 있었다.

헬리크리섬 향기는 고통을 치유해준다. 어찌할 수 없는 상황에 아찔함을 진정시켜준다. 헬리크리섬 향기는 예쁜 노란 꽃과 다른 느낌이다. 진한 풀냄새인 듯, 꽃냄새인 듯하다. 말려도 변하지 않는 헬리크리섬의 강한 생명력이 와닿는다. '너도 강한 생명력을 지닌 존재야.'라고 말해준다.

나는 현재 셋째 아이를 출산한 지 180일째다. 이제 6개월이 되었다. 출산은 황홀한 경험이면서도, 두려움과 고통의 끝을 본다. 출산 후에 급작스러운 몸의 통증과 변화를 위로해주고 싶었다. 그래서 출산 100일까지는 항상, 샤워 후에 헬리크리섬 오일과 제라늄, 라벤더 오일을 온몸 구석구석 발라주었다. 비싸서 아껴 쓰는 헬리크리섬 오일을 출산 후에는 아낌없이 나에게 썼다. 눈앞이 깜깜해질 정도의 고통을 헬리크리섬 향기와 효능으로 치유했다. 실제로 산후의 회복에 도움이 된 듯하다.

헬리크리섬은 고대 그리스에서부터 다양한 자연 요법에 사용되었다. 건강상의 이점이 많아 매우 귀중한 오일로 여겨졌다. 헬리크리섬은 마음의 상처뿐 아니라, 피부의 상처를 회복하는 데 큰 도움을 준다.

요즘 아토피 질환을 앓고 있는 사람들이 많다. 아토피 질환은 면역력이 떨어져서 피부의 균형이 맞지 않았을 때 일어난다. 에센셜 오일들 자체는 살균과 항균, 상처 회복, 세포 재생의 효능이 있다. 그중 피부에 도움이 되는 오일들이 꽤 많은데, 아이들의 피부 재생 치료는 프랑킨센스와 헬리크리섬을 권한다.

정말 아토피가 심한 아이가 있었다. 아무리 병원에 다니고, 천연 샴푸와 바디워시, 로션을 써도 낫지 않았다. 음식물도 가공식품은 절대로 먹으면 안 됐다. 그래도 피부는 진물이 나고 있었다. 가려우면서 긁으면 피가 나고, 말도 못 하는 상황이었다. 엄마도 아이도 너무 괴로워했다. 최후의 수단으로 붕대로 감고 있었다.

그 아이에게 헬리크리섬과 프랑킨센스 에센셜 오일을 희석하여 사용해보라고 했다. 가렵고 진물이 나는 피부에 에센셜 오일을 바른 후, 가려움은 신기하게 바로 사라졌다. 그리고 꾸준히 썼더니 아무리 해도 사라지지 않았던 아토피 피부염이 가라앉기 시작했다.

많은 사람들은 현대 의약품이 증상에 따라 사용하면 간편하다고 생각한다. 그 즉시 효과를 본다. 하지만 다시 그 증상이 나타난다. 그렇게 만성 질환이라는 것에 시달리게 된다. 아토피 피부염, 비염, 천식, 무좀 등

등이 그렇다. 그날 하루의 증상은 나아진다고 하더라도 다시 떠오른다. 그렇게 병원을 지속적으로 다니게 된다.

우리 몸의 많은 정보들은 감정을 담고 있다. 우리의 감정이 지속적으로 치유가 되지 않을 때 몸 안의 밸런스가 깨진다. 그렇게 신체적인 질병으로 일시적인 현상으로 나타났다가, 그대로 방치하면 만성적으로 시달리게 된다. 식물의 향기로 마음과 교감하면, 신체적인 치유에도 효율적이다.

헬리크리섬 오일은 특히나 피부 진정과 탄력에 효과적이다. 헬리크리섬 오일을 화장품에 섞어서 사용해주면 좋다. 그러면 에센셜 오일의 효능뿐 아니라 떠오르는 헬리크리섬 향기로 마음의 고통까지 치유해준다. 그렇게 몸 안의 깊었던 고통의 감정을 치유해주어 피부에 더욱더 활력이 돌게 한다. 나 또한 헬리크리섬 오일을 산후의 검게 변한 겨드랑이와 임신선을 없애는 데 사용했다. 사용하는 동안, '잘 참아냈다, 너의 긴장을 풀어.'라고 헬리크리섬 향기의 위로가 와닿았다.

07

사랑받고, 인도받는 느낌을 느낄 수 있게 하는 향기
- 프랑킨센스 -

신에게는 유향을,
인간에게는 영광을.

- 피타고라스 -

유향은 프랑킨센스를 뜻한다. 유향은 고대부터 사용이 많이 되어왔다. 고대에서 식물의 향기는 종교적인 의미가 있다. 고대 인도에서는 향의 연기가 악마를 몰아낸다고 믿었다. 중세에는 마녀를 몰아낸다고 믿었다.

고대에 많은 질병들은 우리 몸에 악마, 마녀가 침투한 것이라 믿었다. 식물을 태운 향기의 연기는 하늘로 올라가 신에게 바치는 것이라 생각했다. 그래서 식물의 향기를 많이 이용해서 질병을 치유했다.

현대에 와서는 에센셜 오일이 질병을 치료할 수 있는 화학 성분을 가지고 있다는 사실이 밝혀졌다. 하지만, 과학이 발달하지 않았던 시기에서는 신과 악마의 존재가 사람들에게 두려움을 갖게 하였다. 그래서 염증과 통증의 완화에 효과적인 프랑킨센스 에센셜 오일은 늘 귀하게 여겨져왔다.

에센셜 오일은 세포 단위로 바이러스와 박테리아를 제거해준다. 세포막은 지질로 구성되어 있다. 그래서 현대 대부분 수용성 의약품은 세포 단위로 우리 몸을 치유해주지 못한다. 반면에 에센셜 오일은 세포 단위로 유입되어 우리의 몸에 많은 치유 효과를 주고 있다.

그리고 향기에 관한 정신적 치유 능력 또한 과학적인 사실로 알려지고 있다. 하지만 이 사실은 현대에 밝혀진 것은 아니다. 이미 오래전부터 프랑킨센스의 향기는 뇌를 자극하고 진정시키는 효과가 있다는 사실이 알려져 사용되었다.

베를린의 성 아그네스 교회 냄새에는 프랑킨센스의 향기가 배경처럼 온통 깔려 있었다고 한다. 중국철학에서는 프랑킨센스의 향기는 정신을 살찌운다고 한다. 이렇게 프랑킨센스의 향기는 아주 고급스럽고 귀하게 취급되었다.

예수님이 탄생했을 때, 동방박사는 세 가지 선물을 했다. 황금과 미르, 그리고 유향이다. 미르는 앞서 대지의 어머니 같은 향기라고 했다.

유향은 하늘의 아버지 같은 향기라고 이해하면 된다. 나를 조건 없이 사랑해주고 양육해주는 것이 부모님이다. 미르와 프랑킨센스의 향기는 우리의 마음속에 그렇게 작용한다.

어머니는 움직이지 않는, 변함이 없는 대지라면, 아버지는 내가 걸어 가야 할 인생의 방향성을 안내해주는 역할을 하는 느낌이다. 번지점프를 하러 올라갈 수 있도록 끌어올려주는 건 아버지이고, 떨어져도 나를 안 전하게 잡아주는 끈은 어머니와 같은 느낌이다.

프랑킨센스 향기도 많은 사람들이 '좋아요!'를 외치지는 않는다. 하지 만 내가 만난 사람 중에 프랑킨센스 향기가 좋다고 하는 사람들은 분명 가족과 유대감에 있어서 결핍이 있는 사람들이었다. 아버지와 사이가 안 좋은 사람, 혹은 남편과 이혼한 사람이었다.

프랑킨센스 향기는 진실하게 한다. 거짓이라는 에너지는 우리 몸의 흐름을 놓치게 한다. 프랑킨센스 에센셜 오일은 우리 몸의 진동수를 높여준다. 그리고 거짓말, 하는 척, 핑계, 속임수 등의 부정적 에너지를 놓게 한다. 아버지 앞에서 사실만을 말해야 할 것 같지 않은가? 프랑킨센스 향기는 우리 영혼의 지혜와 지식이라는 선물을 깨닫게 하고, 진실의 에너지로 몸을 치유하게 한다.

나는 아로마 테라피스트로서, 사람들이 많은 질환에 대해 상담을 요청한다. 하지만 나는 의사가 아니기 때문에 현대 의약품을 처방해야 하는 질환에는 구체적인 답변을 하지 않는다. 하지만 내가 모든 질환과 모든 연령층에게 자신 있게 말할 수 있는 건 프랑킨센스 오일이다.

"비염이 있는데, 어떤 오일이 좋을까요?"
"호흡기에 좋은 잎 계열의 오일 페퍼민트, 유칼립투스, 사이프레스 등등과 너무 심하다면 프랑킨센스 오일 써보세요!"
"발에 무좀이 있는데 어떤 오일이 좋을까요?"

"염증을 없애주는 데 도움이 되는 티트리 오일 써보시다가 안 나으면 오레가노 오일도 써보세요! 그리고, 프랑킨센스 오일도 함께한다면 훨씬 더 좋으실 거예요!"

두통이 있어도, 배가 아파도, 피부의 염증, 피부 노화 방지 등등 나는 프랑킨센스 오일을 꼭 빼놓지 않고 말한다. 프랑킨센스 오일은 세포를 하나하나 살려주는 오일이다. 그래서 암이 있는 환자분들에게도 프랑킨센스 오일을 희석해서 발라보시라고 조심스럽게 권하기도 한다.

나는 임신 기간에도 프랑킨센스 오일을 빼놓지 않고 썼다. 특히 임신 기간 중엔 수분이 많이 필요하고, 소양증이 있었다. 나는 바디 로션에 프랑킨센스 오일을 넣어 꼭 발라주었다. 임신 기간에는 1%의 희석률로 안전한 오일과 함께하면 된다.

프랑킨센스와 함께 나온 우리 아이는 정말 건강하다. 때때로 맑은 콧물이 나올 것 같으면, 프랑킨센스 한 방울을 내 손에 비벼 아이 발바닥에 발라준다. 우리 큰아이와 둘째 아이에게도, 프랑킨센스 오일을 척추 라인에 발라주고, 발바닥에 수시로 발라준다.

프랑킨센스 오일은 비자극성, 무독성이다. 임산부부터 신생아, 노인까지 안전하게 쓸 수 있는 오일이다. 그러면서도 염증을 치유하고 세포를 살아나게 하는 데 정말 도움이 많이 되는 오일이다.

장거리 여행을 떠날 때도 나는 프랑킨센스 오일을 꼭 가지고 간다. 피곤한 나의 몸과 아이들 몸에 발라주면, 여행 후에도 힘들지 않게 몸을 관리할 수 있다.

프랑킨센스 오일의 에너지는 정말 높다. 프랑킨센스를 한 방울씩 먹으면 면역력이 높아진다. 나는 카페인도 먹지 못한다. 심장이 빨리 뛰기 때문이다. 프랑킨센스 한 방울을 먹은 날, 심장이 빨리 뛰었다. 몸의 에너지가 솟구치는 것을 느꼈다.

그 후에 나는 몸살이 날 것 같을 때는 프랑킨센스를 한 방울씩 먹는다. 그러면 정말 거짓말처럼 아프지 않게 되었다.

안 그랬으면 두 달 반에 한 번은 링거를 맞았어야 했을 것이다. 나의 면역력 지킴이는 프랑킨센스라고 말해도 과언이 아니다.

프랑킨센스 에센셜 오일 자체의 쓰임과 효능은 이루 말할 수 없다. 일상생활 속에서 사용하면서 프랑킨센스의 향기까지 더해진 삶은 우리의 몸과 마음을 단단히 지켜줄 수 있다. 우리는 우주로부터 늘 사랑받고 있었고, 보호를 받고 있었음을 프랑킨센스의 향기를 통해서 알 수 있다.

08

중심에 둘 수 있게 만들어주는 향기
- 베티버 -

소리에 놀라지 않는 사자와 같이 그물에 걸리지 않는 바람과 같이
흙탕물에 더럽히지 않는 연꽃과 같이 무소의 뿔처럼 혼자서 가라.

- 남전대장경, 숫타니파타 -

인도와 뱅골이 원산지인 베티버는 1~2m로 커다란 포기를 형성한다.
원산지에서는 쿠스쿠스라고 한다. 베티버의 땅속 줄기와 뿌리에서 에센
셜 오일을 추출한다.

베티버의 뿌리는 토양의 침식을 방지하고 안정화를 돕는 특성이 있다.
그래서 우기가 있는 국가에서 베티버를 많이 재배한다. 식물의 특성 그대
로 베티버 향기는 마음의 흔들림이나 무너짐을 방지하는 데 도움이 된다.

요즘 같은 시대에 우리는 시간과 공간을 초월해 언제 어디서든 만나곤 한다. 몸은 집에 있지만, 컴퓨터와 핸드폰으로 강의도 듣고, 만나고 소통을 한다.

특히나 메타버스라는 플랫폼으로 가상 세계를 더욱 구체적으로 구현하고자 한다. 실제로 내가 저 공간에 있는 듯한 느낌으로 사람들을 더욱 끌어들이고 있다. 가상의 땅에 투자하고 파는 시대가 된 지금 우리에게는 그 어느 때보다도 그라운딩 에너지가 필요하다.

나는 이 점에 대해서도 아로마 테라피는 정말 세상이 발전할수록 필수 요소가 되겠구나 하는 생각을 한다. 이렇게 가상의 세계가 당연한 아이들 세대에서는 땅의 에너지를 받을 일이 너무나 적어진다. 우리는 지금 이곳에 있다는 사실을 각성하게 하는 뿌리의 에너지 베티버 향기가 절실하다.

베티버 향기는 우리를 땅으로 데리고 온다. 물리적인 세계로 다시 데리고 오는 것이다. 뜬구름을 잡는 듯한 가상의 세계에서 벗어나게 한다. 그리고 지금 현재 우리는 이 땅 위에 존재하는 인간임을 깨닫게 한다.

흔들리지 않고 삶의 중심을 잡고 싶다면 베티버의 향기가 도움이 된다. 『홀로서기 심리학』에서 "당신을 괴롭히는 문제의 90%는 당신 힘으로 바꿀 수 없는 것들이다. 그것을 인정하고 나에게 집중하는 것이 홀로서기의 시작이다."라고 쓰여 있다.

우리가 아이들을 키우는 목적은 건강한 성인으로서 독립시키는 것이다. 사람들은 자신이 자기의 일을 하고 경제적인 것을 스스로 책임질 수 있을 때, 비로소 독립했다고 생각할 수 있다. 하지만 조금 더 깊숙이 들어가 생각해보면 심리적으로 혼자 견뎌낼 수 있을 때가 진정한 독립이 맞지 않을까 싶다.

요즘은 돈을 벌기 쉬운 시대이다. 돈을 벌 수 있는 굉장히 많은 기회가 있다. 특히나 요즘의 돈을 버는 기술은 예전의 구시대적인 마인드를 깨지고 나오지 못하는 사람들은 잡지 못한다. 시대의 흐름에 민감하고 창의적인 어린 부자들이 많다.

이 어린 부자들은 그럼 독립이 된 것일까? 경제적으로 풍요로움에도 심리적으로 불안정한 사람들이 많다. 그럼 우리는 다시 독립이라는 의미에 대해 다시 생각해보아야 할 것이다. 경제적인 것과 더불어 심리적으로도 홀로 설 수 있을 때 진정한 독립이 된 게 아닐까.

베티버는 삶의 중심을 단단하게 잡아주는 데 많은 도움을 준다. 그래서 특히 현대인들에게 필요한 향기이다. 어린아이부터, 어른까지도 마음의 뿌리를 단단히 내려 흔들리지 않는 견고함을 만들어주는 과정에 도움을 준다. 지나친 감정 기복, 과도한 자기 비난, 오래된 마음의 상처, 습관적 외로움을 가지고 사는 사람들에게 베티버 향기는 많은 도움을 준다.

베티버는 자신이 지금 현재 생각하는 것과 무의식적으로 느끼는 것을 연결하는 데 도움을 준다. 자신이 인지하지 못하고 있던 의식을 들여다보게 한다. 그렇게 자신의 감정적 문제의 근원을 밝혀준다.

우리가 빠르게 변화하는 시대, 외부의 가상 세계, 수많은 사람들과의 이슈 속에서 물결에 휩쓸리듯 휘둘리지 않는 힘을 가지는 것이 중요하다. 베티버 향기는 진정한 자아에 중심을 두고 정서적 문제의 근원을 잘 살펴볼 수 있게 한다. 외부의 요소, 누구의 탓을 하는 것이 아닌 자기 자신을 바라보게 하는 것이다. 그리고 그것을 깨달았을 때는 안정감이 든다.

베티버 향기는 마음속 깊은 곳의 정서적 문제를 마주하게 함으로 흔들리지 않는 내면의 힘의 초석을 만들어준다. 인도에서 베티버는 오랫동안 향기적 가치를 지녀왔다. 스리랑카에서는 베티버를 '평온의 오일', 타밀어로는 '땅에서 파낸 뿌리'라고 한다. 아유르베다 의학에서 베티버는 갈증, 열사병, 열과 두통 완화에 사용하였다고 한다. 또한 관절과 피부염증, 류마티즘 관절염에도 사용한다고 한다.

요즘 환경 호르몬 탓인지, 현대의 흐름 때문인지 자폐 아이들이 많이 늘어나고 있다. 베티버는 실제로도 자폐 성향의 아이들에게도 도움이 된다. 깊은 진정의 효과를 주며 마음의 중심을 잡을 수 있는 에너지를 부여해준다. 이 아이들에게 코코넛 오일과 베티버 오일 한 방울을 섞어 척추 라인에 발라주면 도움이 된다.

ADHD 질환이 있는 아이나 어른에게도 베티버 향기는 도움을 많이 준다. 손바닥에 베티버 오일을 한두 방울 떨어뜨린 후 손바닥을 비벼 향기를 맡으면 진정이 되는 느낌을 준다. 특히나 남자아이들, 남자 청소년들에게 베티버 에센셜 오일을 척추와 발바닥에 발라주면 감정적으로도 도움이 많이 된다.

베티버 에센셜 오일은 중추신경계의 균형을 맞춰주는 데 강력한 도움이 된다. 충분한 수면을 취하지 못했을 때에도, 긴장되고 스트레스 받을 때에도 발라주거나 향기를 맡으면 된다. 우울증을 해소할 때도 큰 도움을 받을 수 있다.

신체적으로 빈혈이 있을 때에 베티버 오일을 복부나 명치에 희석하여 발라준 후 향기를 맡는 것도 도움이 된다. 이와 함께 레몬 에센셜 오일을 음용해주면 더욱 좋다. 공황장애 등 심한 우울감의 상태일 때는 베르가못과 베티버를 블렌딩하여 활용해도 좋다.

베티버 향기는 자신을 과거의 어떠한 상처, 미래에 어떠한 불안함에 가두지 않도록 도와준다. 오직 자신을 지금의 현재 순간으로 데리고 온다. 그리고 감정의 고요함과 행복함을 가져온다. 자신의 내면을 바라보는 연습을 하게 함으로 진정한 회복의 순간을 거칠 수 있게 도와준다. 그렇게 흔들리지 않는 마음의 중심을 가지고 건강한 삶을 살아갈 수 있도록 도와준다.

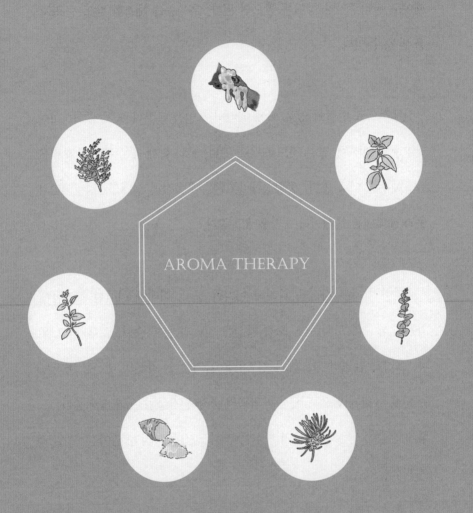

AROMA THERAPY

3

장

。

AROMA THERAPY

향기를 통해 나를 찾아가는 여행

몸과 마음의
통증을 치유하는
향기의 힐링

01

몸과 마음의 통증을 낮게 하는 향기
- 코바이바 -

고통이 우리 인생에 대해 주는 정보는 구체적이지 않다.
일단 고통이 전하는 메시지를 받아 그 가르침을 따르면, 고통은 사라진다.

- 피터 맥윌리엄스 -

비가 내린다. 오른쪽 어깨가 쿡쿡 쑤신다. 말로만 듣던, 비가 오기 전
에 나타난다고 어른들이 말씀하시던 증상, 몸이 먼저 아프다는 신호를
보낸다. '내가 이런 나이가 되다니', '내가 이런 몸이 되었다니.'라는 생각
이 든다. 스트레스를 받으면 목에 꼭 담이 온다. 오른쪽 목과 어깨를 타
고 담이 오면, 나는 오른쪽으로 고개를 돌리지 못했다.

어렸을 때부터 나는 흐느적 흐느적거리며 걸었다. 고개도 항상 오른쪽

으로 삐딱했다. 그리고 항상 왼쪽 발을 접질렸다. 어릴 때는 통증이란 건 당연히 없었다. 첫째 아이를 낳고 오른쪽 어깨가 너무 아팠다. 가만히 있어도 긴 쇠꼬챙이로 오른쪽 어깨를 아주 깊숙이 찌르는 듯한 통증이 들었다. 가만히 눈을 감고 바라본다. 그리고 체형 개선 센터에서 공부를 하면서 알게 되었다. 나의 경추 1번이 오른쪽으로 삐딱하게 나와 있다는 사실을.

카이로프랙틱을 배우면, '뚜둑뚜두둑' 뼈가 맞춰지며 들어간다. 그리고 수기로 근육의 긴장을 풀어낸다. 그 후 체형을 바로 잡은 상태에서 근육 단련 운동에 들어갔다. 경추 1번을 따라 내려온 나의 흉추는 플랫했다. 가슴이 펴지면 좋은 것이라고 했는데⋯ 그렇지 않다는 것을 해부 생리학을 배우면서 알게 되었다. 그래서 나는 일부러 가슴을 안으로 밀어넣는 연습을 했다.

나의 몸은 유연하다. 손가락 관절이 뒤로 꺾인다. 엄지손가락을 뒤로 넘겨 손목을 뒤로 접으면, 엄지손톱이 손목에 닿는다. 점점 성인이 되며 몸은 경직이 된다. 그렇게 내가 취약했던 부위부터 경직이 되어간다. 그리고 통증으로 나온다.

통증에는 약이 없다는 것을 알았다. 하루 이틀 갈 통증이 아니고서야 매일 약을 먹는 것은 근본적인 해결책이 아니란 것을 알았다. 그래서 해부 생리학과 체형에 관해서 공부를 했다. 그렇게 뼈의 정렬과 근육의 통증은 마무리되는 듯했다.

하지만, 마음의 통증은 잡아지지 않았다. 그때 당시에 내가 배웠던 교수님 앞에서 정말 많이 울었었다. 그렇게 아로마 테라피를 만나서 나의 마음의 통증이 전체적으로 가라앉으며 몸도 마음도 자유로워졌다.

스트레스를 받으면 경추 1번이 옆으로 튀어나온다는 느낌을 바로 받는다. 미세하게 근육의 경직이 들어가면서 경추 1번이 나온다. 그리고 그 길을 따라 오른쪽 어깨가 아프다. 그럴 때는 코바이바 오일을 어깨와 목에 바른다.

코바이바 향기는 정신과 감정, 그리고 몸에 숨겨진 해결되지 않은 통증이 있음을 알게 한다. 그리고 이 모든 통증은 삶에 대한 왜곡된 인식을 만들어낸다. 코바이바는 잘못된 인식을 바로 잡아가게 한다. 지금 삶에서 혹은 몸에서 나타나는 통증은 일시적인 것이라는 사실을 알게 한다.

우리의 삶은 고통이 함께한다. 고통이 없는 삶을 사는 사람은 없다. 그것이 마음의 고통이든, 몸의 고통이든 어떤 형태로든 우리의 삶에 나타난다. 이것은 신께서 인간에게 내린 축복이다.

통증이 있는 삶은 더 깊은 의미와 메시지를 깨닫게 한다. 그리고 그것을 뛰어넘었을 때 비로소 우리는 진정한 자유를 얻게 된다.

코바이바 향기는 자신의 통증을 항상 과거와 연결할 수 있게 한다. 그 과거를 돌아봄으로 지금의 통증이 왜 생겼는지 그 원인을 깨닫게 한다. 우리가 살아가는 데 필요한 성장과 변화에 대해 응원한다. 그것은 온 우주가 나를 사랑하는 하나의 방법임을 알게 한다.

나는 차크라를 공부하면서 인간에게 생긴 암도 정신적 에너지와 관련이 있다는 것을 알게 되었다. 2차크라의 성적인 왜곡으로 자궁경부암이 생긴다. 3차크라의 자신을 보호할 힘이 적은 사람들은 위암이 생긴다. 분노가 쌓인 사람은 간암이 생긴다. 4차크라의 사랑의 상처를 받은 사람들은 유방암이 생긴다. 심장의 경직이 오래된 사람들은 폐암이 생긴다. 5차크라의 진실이 흐르지 않는 목소리는 갑상선암이 생기게 한다.

우리 몸의 통증은 우리의 생활 방식과 감정과 연관이 된다. 우리 몸에 남겨진 데이터는 쌓이고, 쌓이다가 비로소 통증이라는 것으로 신호를 보낸다. 그제야 우리는 몸에 조치를 취한다. 하지만 근원적인 것을 관리하지 않고, 증상만 치료하는 것은 통증의 반복만을 만들어낼 뿐이다.

코바이바는 통증에 도움이 많이 되는 오일이다. 우리 몸엔 엔도 카나비노이드 시스템이 있다. 엔도 카나비노이드는 몸 안에서 생성되는 카나비노이드 물질이다.

우리 몸은 엔도 카나비노이드 시스템에 의해 조절된다. 엔도 카나비노이드 시스템이 잘 작동하기 위해선, 카나비노이드가 잘 생성되어야 한다. 우리 몸 안에 카나비노이드 물질이 잘 생성되지 않으면 우리 몸의 기능이 떨어지게 된다. 특히나 뇌 질환인 파킨슨병이나 뇌전증, 알츠하이머, 틱 같은 증상이 그렇다고 한다.

기쁜 소식은 카나비노이드 물질을 식물에서 얻어낼 수 있다. 식물에서 얻어낸 카나비노이드 물질을 우리 몸속에서 어떻게 받아들이는지 이해해야 한다. 우리 몸속엔 카나비노이드 물질을 받아들이는 수용체가 있다. CB1, CB2로 나눈다.

CB1 수용체는 주로 뇌 쪽에 분포된 수용체이다. 대마에 있는 THC라는 테트라 카나비노이드는 이곳에 결합이 된다. 이곳에 결합된 식물성 카나비노이드 물질은 기분을 좋게 하고, 진토 작용, 통증을 가라앉히는 작용을 한다. 하지만, 환각 증상과 중독 증상이 생길 수 있다.

CB2 수용체는 장기 쪽에 분포된 수용체이다. 뇌에도 조금 분포가 되어 있다. 코바이바 식물에 BCP라는 카나비노이드가 들어 있다.

이곳에 작용하는 카나비노이드의 작용은 신경계 전달 물질로 작용을 하게 된다. 뇌전증, 파킨슨, 알츠하이머, 극심한 통증으로 고통받는 사람들에게 많은 도움을 주게 된다.

코바이바 오일은 이렇게 신경계 질환, 뇌 질환 그리고 통증 케어에 좋은 오일이다. 우리 몸의 여러 증상에는 유전적인 결함도 있다. 그리고 살아가면서 생겨나는 통증도 있다. 코바이바 오일은 이 모든 것을 아울러 주는 듯한 느낌이다.

코바이바 향기를 처음에는 먼지 향기 같다고 생각했다. 회색의 큼큼한 먼지 향기 같다. 어떤 때는 나무의 지린내 같기도 했다. 코바이바 향기 또한 뇌에 관련해 많은 도움을 준다. 공허함과 우울함, 불면증 같은 감정에 도움을 준다. 그렇게 코바이바 향기와 효능은 몸과 마음의 통증을 다각도로 케어해준다.

02

현실을 회피하고 싶을 때, 마주하게 해주는 향기
- 페퍼민트 -

직면하는 모든 것을 바꿀 수 없다.
하지만 직면하지 않고는 그 어떤 것도 바꿀 수 없다.

- 제임스 볼드윈 -

"안녕하세요. 아로마 요가 강사 서혜윤입니다. 페퍼민트 한 방울을 손바닥에 톡 떨어뜨려주시구요. 엄지손가락으로 입천장에 찍어줍니다. 그리고 네 번째 손가락으로 관자놀이 양 옆에 콕콕 발라주세요. 나머지는 손바닥을 비비고 두피를 주물러 줍니다. 그리고 입을 다무시고 흠~ 해보세요. 페퍼민트 향기가 코로 향해 깊고 시원하게 나오죠?"

날씨가 화창한 가을에, 회사 컨퍼런스에 아로마 요가로 초청을 받아

갔다. 이때 준비한 에센셜 오일은 페퍼민트였다. 한창 이론적인 공부를 하고 난 후, 리프레쉬하게 해주기 때문에 선택한 향기였다.

페퍼민트 향기는 쾌활한 마음을 가지게 한다. 현실이 무거운 상황에 페퍼민트 향기는 기운이 나게 한다. 페퍼민트 향기를 맡으면 시원하고, 기분이 재정비되는 느낌이 든다.

주부들의 아침은 매우 바쁘다. 아이들 육아가 끝나면, 혼자만의 시간을 갖는다고 늦게 자기 일쑤다. 그리고 아침에 겨우겨우 무거운 몸을 일으킨다. 아이들과 신랑의 밥을 챙겨주고, 옷을 입힌다. 그리고 시간 맞춰 부랴부랴 유치원 버스에 아이를 태우고 나면, 몸에 힘이 싹 풀린다. 그러고 나면, 운동을 하러 갈까? 말까? 집안일을 할까? 말까? 집에 누워 있을까? 말까? 고민이 시작된다.

이렇게 많은 갈등을 마치고 온 아침의 회원님들에게 나는 페퍼민트 향기를 준다. 그러면, 회원님들 그리고 나도 졸음과 약간의 짜증이 싹 가신다. 몸에 생기를 되찾게 한다. 그리고 함께 요가 수업에 집중한다. 이렇게 시원한 향기와 함께한 요가 수업을 마친다. 나는 하루의 시작을 꽤 성공적으로 선물해준 것이리라 생각한다.

페퍼민트 향기는 호흡을 편안하게 해준다. 짧은 호흡을 하고 있는 사람들에게 페퍼민트 향기는 많은 도움을 준다. 그래서 우리는 운동을 할 때에 페퍼민트 향기의 도움을 많이 받는다. 페퍼민트의 청량한 향기로 깊은 호흡과 집중력을 발휘할 수 있게 해주기 때문이다.

나는 요가 수업을 할 때, 페퍼민트 한 방울을 정수리 부분에 한 방울 톡 떨어뜨려주기도 한다. 그러면 정말 정신이 번뜩 드는 느낌이 든다.

페퍼민트 향기는 꽤 많은 사람들이 쉽게 알고 있고 경험했던 향기이다. "페퍼민트 향기 맡고 기분이 좋아졌어요."라고 많은 사람들이 말해준다. 여태까지 페퍼민트 향기를 맡고 싫다고 하는 사람은 거의 본 적이 없다.

호흡은 우리의 감정, 기억, 인지 부분과 밀접하게 연관되어 있다. 들숨에 우리는 기억을 암호화하고, 감정을 조절한다. 후각신경은 대뇌 변연계와 밀접한 관련이 되어 있기 때문이다. 같은 상황이어도 향기의 유무에 따라 기억의 정도가 달라진다. 대부분 페퍼민트 향기와 기분 좋은 경험이 있었으리라 생각해본다. 향기가 나는 곳은 그저 같이 은은한 마음으로 있고 싶었을 테니까 말이다.

페퍼민트 에센셜 오일의 멘톨 성분은 근육의 통증에도 도움이 된다. 마음의 긴장은 근육의 긴장을 만들어낸다. 페퍼민트 에센셜 오일은 피부를 시원하게 하고, 통증을 완화해 고대부터 약용으로 사용해왔다.

페퍼민트 향기는 특히 더운 여름에 도움이 많이 된다. 바로 멘톨의 성분으로 열감을 내려주기 때문이다. 그래서 여름에 실내 온도를 낮추기 위해 페퍼민트 향기를 디퓨징한다. 그리고 두피에 발라주기도 한다. 그러면 시원한 에너지가 몸을 타고 흐른다.

아이가 열이 났을 때, 세숫대야에 물을 채우고, 페퍼민트 에센셜 오일 5방울을 떨어뜨린다. 그리고 아이의 몸 구석구석을 닦아준다. 그렇게 20분 정도 닦아준 다음 쉬고, 세 시간 후에 다시 닦아준다. 그리고 저녁에 푹 자고 나면 다음 날 거의 열이 떨어져 있었다. 밤에 잠을 잘 때에도 페퍼민트 향기로 호흡이 편안해, 회복이 더 잘 이루어졌을 것이다. 나는 가끔, 밤에 페퍼민트를 디퓨징하면 추워서 잠을 잘 자지 못한다.

나는 페퍼민트 에센셜 오일을 점심 먹고, 양치한 후 활용한다. 페퍼민트 에센셜 오일은 위와 장에도 많은 도움이 된다. 소화불량, 구역질, 헛배 부름, 복부 팽만감 등에 유용하게 활용된다. 페퍼민트 에센셜 오일로 가글링하거나, 페퍼민트 차를 마시면 위와 장이 시원해지는 기분이 든다. 그러면서 식곤증도 물리치게 된다.

요즘 현대 사회는 각자가 리더가 된 상태에서 많은 것들을 해내야 한다. 나 또한 아이가 크고, 일을 하면서 많은 일이 부담스러울 때가 많다. 이때에 나는 페퍼민트 향기와 함께하면 두려울 것이 없어진다.

페퍼민트 향기는 깨어 있게 하고, 호흡을 도와준다. 현실을 회피하고 싶을 때, 우리는 깨어 있으면 된다. 다른 계획이 없어도 된다. 그저 깨어 있으면 된다. 현재의 상황이 나의 생사가 달린 것처럼 너무 과도하게 생각지 않아도 된다. 우리는 그저 살아가고 있다.

우리는 숨 쉬고 움직이고 있다는 것을 알면 된다. 매 순간 깨어 있으면, 어떤 것도 두렵지 않다. 각자의 들숨이 완전히 신선하고 새로운 시작이 되면 된다. 숨을 내쉴 때마다 압박감을 놓으면 된다.

우리는 매 순간순간이 이어져 있는 것이다. 과거에도 호흡으로 우리는 마시고 내쉬었다. 그리고 현재까지 이어지고 미래에도 이어질 것이다. 페퍼민트 향기는 그것을 깨닫게 한다. 그저, 지금 한 호흡 한 호흡으로 삶에서 깨어 있게 한다. 숨을 쉼으로 자신감으로 가득 차게 한다. 그저 순간순간의 호흡을 아는 것으로 내가 존재하고 있음을 알게 한다. 그뿐이다.

페퍼민트의 힘은 낙담하거나 절망스러울 때 도움이 많이 된다. 페퍼민트의 향기로 호흡을 깊이 들이마시면 기분이 새로워진다. 페퍼민트 향기는 현실을 도피하게끔 함으로써 절망을 없애주는 것이 아니다. 지금 이 순간을 마주하게 한다. 그리고 활기차게 한다. 힘든 순간은 바로 성장과 진보를 위한 시간이라는 것을 깨닫게 해준다.

03

분노와 공포를 잠재우는 향기
- 유칼립투스 -

치료는 자연이 한다.
의사는 돌볼 뿐이다.

- 히포크라테스 -

"아로마 공부해요. 아로마 사업도 하구요. 혹시 필요한 거 있으실까
요?" 하면 대부분 "비염에 좋은 유칼립투스 오일도 있나요?"라고 물어본
다.

유칼립투스는 아로마 향기에서 우리가 익숙하게 경험한 향기 중 하나
이다. 그리고 비염에 도움을 많이 주기 때문에 사람들이 많이 사용하는
오일 중 하나이다.

건강에 집착하는 사람들이 많다. 특히나 요즘에는 전염병에 걸리지 않기 위해 면역력을 올리는 것이 중요하다. 그러다가도 조금이라도 컨디션이 안 좋으면 혹시나 안 좋은 병에 걸렸을까 봐 걱정하곤 한다.

건강 염려증은 컨디션이 안 좋으면 '내가 중병에 걸렸나?' 하고 생각하는 것이다. 문제는 병의 증상을 잘못 이해하거나 확대 해석하여 병을 키우게 된다는 것이다. 그리고 몸이 아프면 중병에 걸린 것으로 확대 해석한다. 이것은 단순히 몸의 상태를 염려하는 것만을 반영하지 않는다. 자신의 몸이 아픈 것으로 잘못 생각하는 건 비현실적인 공포나 믿음에서 발생한다. 이런 사람들에게 유칼립투스 향기가 도움을 준다.

유칼립투스 향기는 자신이 건강하지 않다고 생각하는 사람들에게 마음의 안전함을 준다. 지속적으로 건강을 해치는 사고방식을 바로 잡아준다.

얼마 전, 〈요즘 육아 금쪽같은 내 새끼〉에서 잘 먹지 못하고 한 달에 두 번은 앓는 아이가 있었다. 이 원인을 찾으려 전국의 병원을 찾아다녔지만 원인을 알 수 없다고 했다. 오은영 박사님은 "이 아이는 작은 일에도 잘한다는 소리를 들어왔어요. 그래서 모든 것을 잘 해내야 한다는 생각을 가지고 있어요. 그런데 아이가 알 수 없는 미세한 불편함에, 월요일에 학교에 가면 탈이 나는 거예요. 탈이 나게 되면, 학교에 가지 않고 스트레스를 피할 수 있으니까요. 무의식적으로 몸이 그렇게 반응을 하는 거죠."라고 말씀하셨다.

나 또한, 조금만 아파도 '아프다, 힘들다'라는 말을 많이 한다. 가슴이 조금만 아파도 유방암이 있을까 봐 초음파 검사를 받았다. 몸이 조금만 피곤해도 금방 무기력해진다. 항상 어렸을 적부터 아프다고 하면 엄마가 이불을 먼저 깔아주셨다. 그리고 나는 따뜻한 이불에서 푹 쉬던 기억이 정말 많다. 내가 아픔으로써 상황의 면죄부를 받는다는 생각이 나도 모르게 있었던 것 같다. 그래서 더 자주 골골 아팠나 싶기도 하다.

이러한 무의식의 사고에는 '나는 지금 하는 일을 완벽하게 하지 않으면, 잘될 수가 없다.', '내가 휴식할 수 있는 방법은 병에 걸리는 것이다.', '나는 항상 몸이 약한 편이다.'라는 게 있다. 이런 무의식적 사고방식에서 두려움을 잠재우는 것이 유칼립투스 향기다. 유칼립투스 향기는 '나는 무슨 일을 하든 간에 잘될 것이다.', '나는 이 일을 완벽히 하지 못하더라도 잘 해낼 수 있다.'라며 나의 무의식을 지탱해준다.

머리를 맑게 해주는 유칼립투스 향기는 두통이 있거나, 감기가 시작될 쯤 사용하면 좋다. 호주에서는 원주민들이 유칼립투스 잎을 태워 몸의 열을 내리기도 했다. 독일에서는 기관지 감염에 유칼립투스가 효과적임을 입증한 후, 차로 마시게 한다. 따뜻한 물에 유칼립투스 오일을 1~2방울 떨어뜨린 후 그 수증기에 얼굴을 대고 마시면, 몸속까지 그 향기와 효능이 전달된다.

유칼립투스를 제일 좋아하는 동물은 코알라이다. 코알라는 유칼립투스만을 먹이로 한다. 유칼립투스에는 700여 종이 있고, 코알라는 이 가운데 30여 종을 선별하여 먹는다고 한다. 유칼립투스는 에센셜 오일의 수율이 굉장히 높다. 그리고 잎에 독성이 있어 코알라는 하루 중 90%는 잠만 잔다고 한다. 코알라의 혈액 내의 글루쿠론산과 1.8 시네올 성분은 결합이 되어 수용성 형태로 변화하고 소변으로 배출된다고 한다.

하지만 인간은 코알라와 동일한 방법으로 시네올을 물질대사 시킬 수 없다. 그래서 유칼립투스 에센셜 오일을 음용하는 것은 권하지 않는다. 호주에서는 유칼립투스 오일이 정말 많다. 하지만 수많은 종이 있어서 어린이에게는 잠금 장치가 있는 것을 판매해야 한다고 한다.

하지만, 이것은 어디까지나 잠재적 독성을 염려하고 있다는 걸 기억하면 된다. 현저히 대량을 복용해도 영구적 부작용이 없는 일도 있다. 유칼립투스 오일은 무독성, 무자극성, 비민감성의 성질을 가진 것으로 보고되고 있다.

그래도 특히나 더, 어린아이나 임산부는 유칼립투스 복용을 하지 않는 것이 좋겠다. 바르는 것도 주의해서 사용해야 하겠다. 다만 유칼립투스 향기를 즐기는 건 무방하다.

수많은 유칼립투스 중에 에센셜 오일로 주로 쓰이는 종은 두 가지이다. 유칼립투스는 글로불루스와 라디아타 이 두 가지가 에센셜 오일로 주로 쓰인다. 둘 다 1.8 시네올 성분이 많이 함유되어 있다. 1.8 시네올 화학 성분은 폐의 분비물, 점액질을 용해해준다. 그래서 기관지, 폐, 호흡기에 많은 도움이 된다. 또한 유칼립투스는 벌레 물림, 근육통을 완화하는 데 사용되어왔다. 차가운 성질의 류마티즘 통증을 관리하는 데 도움이 된다.

그중 글로불로스에는 옥사이드계의 유칼립톨이라는 성분이 있다. 이는 호흡기를 강화하고, 우리 몸의 통증을 완화하는 데 큰 도움을 준다. 하지만 약간의 독성이 있어 어린아이나 임산부에게는 다량을 권하진 않는다. 그 대신 유칼립투스 라디아타에는 유칼립톨이 없기 때문에 상대적으로 안전하게 사용할 수 있다.

나는 유칼립투스 글로불루스를 많이 사용한다. 유칼립투스 오일은 바르기보다 디퓨징하는 데, 호흡하는 곳에 이용한다. 상쾌하고 톡 쏘는 향기는 나의 답답한 마음을 열어주는 것 같다. 유칼립투스 향기는 우울한 분위기를 없앤다. 그리고 나의 정신을 되살아나게 하고, 활력과 긍정적인 시야를 가지게 한다.

유칼립투스 향기는 분노와 공포를 저절로 사라지게 한다. 유칼립투스 향기는 부정적인 에너지가 깃드는 곳에 디퓨징하면 도움이 된다. 이유 모를 통증, 분노, 공포를 사라지게 할 것이다.

04

과거가 있기에 지금의 내가 있음을 깨닫게 하는 향기
- 시베리안 퍼 -

당신의 몸은 변한다.
하지만 당신은 변하지 않는다.

- 도리스 레싱 -

아로마 테라피 상담을 하면서 3차 성징을 맞이하는 분들을 많이 만나게 된다.

1차 성징은 태초에 만나게 되는 우리 몸이다. 남자와 여자가 결정된 상태를 말한다. 2차 성징은 여자와 남자로서의 전체적인 몸의 기능과 모양의 변화를 맞이하게 된다. 성장 호르몬과 성 호르몬이 생성된다. 그러면서 근육이 늘어나고, 월경이 시작된다. 가슴이 나오게 되고, 생식기가 커지며 음모가 자란다. 남자는 남자답게, 여자는 여자답게 변한다. 그렇게 성인이 되어간다.

3차 성징은 호르몬 덩어리였던 성인이 호르몬 감소의 시기를 겪게 되는 것이다. 다시 태초에 태어났던 때로 돌아가 남자와 여자의 기능이 크게 차이가 없어지게 된다. 3차 성징은 갱년기라고 불리기도 한다. 갱이란 한자는 '更(다시 갱)'이다. 이는 인간은 자연으로 다시 돌아가기 위해 갱년기라는 과정을 겪는 것이라는 생각을 해본다. 남자와 여자로서 이 세상에 영향력을 끼쳤다면, 이제는 영혼의 성숙 과정에 집중하라는 의미 같다.

아로마 테라피는 3차 성징을 맞이하는 이들에게 도움이 많이 된다. 몸과 마음을 케어하며 영혼의 성숙을 도와준다. 우리는 모두 여자와 남자 상관없이 다시 자연으로 돌아간다. 시베리안 퍼 향기는 우리는 그저 자연의 일부였을 뿐이라는 생각이 들게 한다.

식물은 새싹이 피고, 줄기가 자라고, 잎이 달리고 꽃이 핀다. 그리고 꽃이 지면, 열매를 맺는다. 열매가 익어 떨어지면 씨앗의 영양분이 된다.

그리고 잎이 떨어진다. 만물의 주기는 신이 정해놓았다.

우리는 모두 신이 정한 법칙을 거스를 수는 없다. 아무리 늙고 싶지 않아도 갱년기는 온다. 남성을 남성답게 해주었던 호르몬이 감소한다. 현대 사회는 수렵, 채집을 하지 않기 때문에 크게 중요하진 않게 느껴진다.

하지만, 3차 성징의 남자들은 만성적인 피로감, 성욕 저하, 근 손실과 지방 증가, 골육의 약화 증상이 나타난다. 그리고 정신적으로 짜증과 분노가 자주 일어난다. 불면의 시간이 늘어나고 갑자기 우울해지기도 한다.

여성의 갱년기 증세는 조금 더 뚜렷하다. 여성스럽게 만들어주는 호르몬이 감소하면서 월경이 불규칙해진다. 폐경을 겪는다. 몸이 뜬금없이 화끈거린다. 심박동이 심해지고 이유 모를 불안감에 시달린다. 골밀도도 낮아진다. 건망증도 심해지고, 매사에 자신감이 떨어진다. 예민하고 날카로워 진다.

우리 엄마가 50대에 들어갔을 시점, 나는 중학생이었다. 한창 질풍노

도인 시기에 반항이 많았다. 모든 게 짜증이 났다. 엄마는 그런 나를 아무렇지 않게 대해주셨다.

딸이 이미 3명이나 사춘기를 지나왔으니, 그러려니 싶다. 그때 당시에 우리 엄마가 갱년기가 왔다. 엄마가 화장실에서 우는 모습을 자주 보았다. 왜 우는지 몰랐다. 자주 우니까 우는 모습을 보는 게 짜증이 났다. "엄마 왜 울어?" 다정한 말보다. "아! 왜 울어!" 이렇게 짜증을 냈던 기억이 난다.

지금 생각하면 '갱년기, 황혼기에 들어서는 그 혼란스러웠던 마음에 함께해줄 걸.' 하는 생각을 한다. "당신의 젊음이 있었기에 우리가 있잖아요."라고 말해줄 걸…. 지금 당신이 3차 성징의 시기를 겪고 있다면 시베리안 퍼 향기와 함께하라고 말해주고 싶다. 시베리안 퍼 향기의 존재만으로도 그 누가 말해주는 위로보다 더 큰 위로가 되어준다.

현대 사회는 과거에 비해 신체 활동보다 정신 활동을 과도하게 요구한다. 과거에는 갱년기를 겪은 이후, 죽음에 이르기까지 짧은 시간이었다. 하지만 현재는 갱년기 이후에도 수십 년을 더 살아야 한다. 수십 년 남은 인생 동안 몸과 마음이 편하고 길게 사는 것은 자신의 선택에 달렸다. 시베리안 퍼 향기는 황혼기에 접어드는 시점에 혼란한 몸과 마음의 상태를 편안하게 느끼게 도와준다.

나는 시베리안 퍼 에센셜 오일을 통증 오일에 블렌딩하여 주로 쓴다. 그것도 무릎과 발목 같은 지지를 하는 뼈대의 관절염 말이다. 만성적인 통증에 시베리안 퍼 에센셜 오일이 도움이 많이 된다. 코코넛 오일 10ml에 시베리안 퍼 에센셜 오일 10방울, 윈터그린 오일 5방울, 페퍼민트나 라벤더 오일 10방울을 넣어서 쓰면 된다.

50대가 지나신 분들은 근육이 감소하고, 뼈도 약해지게 된다. 그러면서 자신의 원래의 무게를 지탱하는 데 통증이 발생하게 된다. 이 통증은 일시적인 게 아니라 앞으로 쭉 이어지게 된다. 그때에 통증을 관리하면서 운동을 하면 훨씬 효능이 좋다. 시베리안 퍼 에센셜 오일은 근 골격계 통증을 잡아주면서도 마음의 평화를 가져다준다.

황혼기에 들어가는 시점에 많은 사람들은 자신의 인생을 되돌아보게 된다. 시베리안 퍼 향기는 자신의 인생을 곰곰이 뒤돌아보게 한다. 그리고 자신의 인생에 있어 고난이 있었다면, 그 과정에 감사하게 만든다. 그 시기가 있었기에 지금의 지혜와 내면의 힘이 생긴 것이라고 깨닫게 한다.

시베리안 퍼 향기는 좀 더 충만하고, 성숙한 인식으로 전환하는 데 도움을 준다. 그렇게 영혼의 성숙을 도와준다. 자신의 인생에 있어서 남았던 후회와 슬픔, 그리고 그리움의 기간 모두를 위로해준다.

황혼기에 접어드는 이의 마음에 공감과 소통을 해준다. 그렇게 몸과 마음이 급격하게 변화하는 시점에 시베리안 퍼 향기는 꾸준하게 에너지를 공급해준다. 그렇게 다음 세대에게 줄 수 있는 최고의 선물은 자신의 지혜와 마음의 평화를 나누는 것이라는 것을 깨닫게 해준다.

시베리안 퍼 향기는 내가 지나온 길이, 선택한 것이 맞나 혼란한 마음이 들 때 디퓨징을 한다. 숲속 피톤치드의 향기는 나의 마음도 편안하게 해준다. 그리고 우리가 살아오면서 다른 사람들에게 끼쳤을 에너지를 느끼게 한다. 내 마음에 정직하고 온화하게 접근한다.

내가 선택한 삶들을 소중하게 생각하게 한다. 내가 잘한 일이든, 아니든 지지해준다. 그리고 다른 사람 때문에 힘들었던 마음도 용서하게 한다. 나를 용서하고, 타인도 용서하게 한다. 이것이 진정한 마음의 자유와 성숙이다. 그리고 앞으로 나의 내면의 평온함이 끼칠 긍정적인 에너지를 만들어준다.

05

무력감을 해소해주는 향기
- 투메릭 -

타인의 슬픔에 대해서라면 인간은 자신이 자신에게 한계다. 그러나 이 한계를 인정하되 긍정하지는 못하겠다. 인간은 자신의 한계를 슬퍼할 줄 아는 생명이기도 하니까.

– 신형철, 『슬픔을 공부하는 슬픔』 –

사회적으로 고립되고, 소외되기 쉬운 요즘이다. 슬픔도 비극도 너무나 일상이 되는 현실이다. 아침 뉴스에, 매일 저녁 6시에 보도되는 확진자 숫자와 사망자의 숫자는 내게 어찌할 수 없는 무력감을 느끼게 한다. 작은 사건들에도 기분이 다운되고, 부서지기 쉬운 멘탈이 되기 쉽다.

따뜻하면서도 약간 매운 흙냄새가 나는 투메릭 향기는 내가 어떻게 할 수 없는 상황의 무력감을 해소할 수 있게 도와준다. 우리는 살아가면서 인생의 순간순간 예상치 못한 순간이 생각보다 많이 닥친다. 그럴 때마다 경험으로 혹은 창의력으로 순간순간의 문제를 해결하며 살아나간다.

하지만, 신의 계시로 내가 어찌할 수 없는 일들이 많다. 나의 몸이 아프다든지, 내가 사랑하는 사람들이 아프다든지, 예상치 못한 죽음으로써 이별을 겪는 일 등 말이다.

내가 첫째 아이를 낳고 9개월이 지난 후, 엄마가 쓰러지셨다. 그리고 1년 동안 왼쪽의 편 마비를 재활하셨다. 그리고 다시 1~2년 후, 엄마의 유방암을 발견하였다. 그렇게 항암 치료가 진행되면서, 몸의 에너지가 급격히 떨어졌다. 마지막 항암 치료를 남겨두고 치매가 왔다.

이 모든 과정에서 우리 가족은 많은 노력을 했다. 수술과 재활, 아빠와 언니들이 엄마를 항상 살뜰히 돌보았다. 하지만 아무리 노력해도 잡을 수 없는 병의 진행에 모두가 무력함을 느꼈다. 모든 일에 담담하던 아빠가 엄마의 치매 때는 정말 많이 예민해졌다.

투메릭 오일로 모든 가족을 위로하고 싶었다. '이때에 이걸 알았더라면'이라는 생각도 했다. 투메릭 향기는 아무리 노력해도 어찌할 수 없는 인생의 숙제에 좌절하지 말라고 말해준다. 아무리 노력해도 어찌할 수 없는 상황 또한 우리의 인생에 겸손함을 가르쳐준다. 모든 것이 의지대로만 이루어지지 않는다. 투메릭 오일은 그 사실을 위로하며 건강을 되찾게 한다.

엄마의 유방암 이후, 유튜브로 암 환자분들의 이야기를 많이 보았다. 정말 젊고 예쁜 사람들도 하루아침에 암 진단을 많이 받았다. 그리고 긍정적인 힘으로 항암 치료를 씩씩하게 받는다. 그럼에도 작아지지 않는 암세포에 좌절한다. 조급함을 가지게 된다.

우리가 당연하게 누렸던 건강이라는 자유를 누리지 못함은 굉장히 큰 좌절감이 온다. 아프기 때문에 외출을 제대로 하지 못한다. 아프기 때문에 옷을 따뜻하게 입고 다녀야 한다. '아프기 때문에, 아플까 봐.'라는 주변 사람들의 배려와 나의 마음의 말이 자유를 억압한다.

투메릭 향기는 그런 사람들에게 도움이 된다. 암이라는 세포와 동행하며 일상을 행복으로 채워갈 수 있게 한다. 나의 무력감을 인정하고 북돋

아준다. 그리고 투메릭 향기를 맡으면 신체의 회복을 도와준다. 일시적으로 상실된 것을 다시 차단된 것에서부터 연결시켜 살아나게 한다.

코로나 19 사태 이후, 엄마를 자주 찾아뵙지 못했다. 혹시나 건강해서 몰랐던 우리 몸에 붙어 있는 바이러스를 엄마에게 옮길까 봐서였다. 그렇다면 굉장히 치명적일 수 있기 때문이다.

죽음이라는 것, 그리고 현대 사회의 격리는 사랑하는 이들의 자유도 억압한다. 서로를 사랑하지만, 사랑하기 때문에 볼 수 없음에 가슴이 아프다. 상황이 만들어낸 무력감이다. 어찌할 수 없다는 건 알면서도 마음이 슬프다. 그럴 때에도 투메릭 향기와 오일은 도움을 준다. 병을 간호하는 간병인이나 가족들에게도 무력감의 아픔을 해소할 수 있도록 도와준다.

사람들이 살아가면서 많이 겪는 무력감의 종류가 또 있다. 바로 책임감이다. 남자는 부모를 위해 혹은 자신의 가정을 위해 자유를 포기한다. 많은 여자들은 결혼 후 아이들을 위해 자유를 포기한다. 우리가 과거 당연하게 누렸던 것들을 누리지 못했을 때 무력감이 온다.

이러한 무력감에도 투메릭은 자유의 상실과 마비를 느끼는 사람들이게 강력한 해독제가 된다. 마음에 힘과 희망을 준다. "다시 자유를 회복할 날이 언젠가 온단다."라고 말해준다. 그렇게 현재의 무력감을 해소할 수 있게 해준다.

투메릭 오일은 강황이란 이름이 우리에게 더 익숙하다. 투메릭은 생각목에 속하는 다년생 식물로서 인도를 중심으로 아열대 지역에서 주로 재배된다. 투메릭은 전통적으로 식용과 약용으로 널리 사용되어왔다. 특히 아유르베다의 건강 요법에 핵심 식물로 소개된다. 투메릭은 인도와 중국에서 의료인들에게 널리 사랑받고 있는 오일이다.

투메릭 오일은 뇌세포를 보호한다. 또한 항산화에 도움이 되어 몸의 염증을 억제해준다. 인도는 치매와 암이 없는 나라라고 한다. 65세 이상 치매율이 1% 미만으로 전 세계 최저라고 한다. 또한 투메릭은 포도당과 지질대사를 지원하는 능력이 있다.

미국 MD앤더슨 암센터에서 25명의 췌장암 말기 환자에게 투메릭을 꾸준히 투입하였다고 한다. 그중에 8명 환자의 암세포는 73% 감소하였고, 17명 환자는 1년간 암세포 성장이 중지되었다고 한다. 투메릭 오일은 면역력을 정상 치의 4~32배까지 강화해준다.

그래서 더욱 치매와 유방암 병력이 있는 엄마를 생각할 때, 투메릭 오일이 떠올랐다. 진작 에센셜 오일을 알고 사용했으면 좋았을 것이라는 생각을 해본다. 지금이라도 늦지 않게 사용하실 수 있도록 만들어놓았다. 하지만 오일을 바르시는 것을 잊어버리곤 하신다.

강황 하면, 우리가 가장 쉽게 떠올리는 건 카레다. 카레 속 강황 가루는 수용성 분자로 우리 몸에 도움이 되는 커큐미노이드 성분이 흡수가 잘 되진 않는다고 한다. 에센셜 오일 속 투르메론 성분은 강황 가루 속의 커큐미노이드 성분도 더 잘 흡수될 수 있도록 도와준다. 그래서 카레를 만들어 먹을 때, 투메릭 오일을 넣어주는 것이 좋다.

우리는 여러 가지 무력감, 좌절과 슬픔을 다양한 방식으로 경험한다. 이때의 좌절에서 머물지 않을 수 있도록 투메릭 향기는 도와준다. 투메릭 향기는 무력감과 좌절이 곧 자신의 역사이며, 인생의 지혜를 얻을 수 있는 길임을 알게 한다. 우리가 앞으로 나아가야 할 인생의 파도의 세기

를 아는 계기로 삼을 수 있다는 것을 깨닫게 한다. 그리고 우리가 그 파

도에 지지 않고 앞으로 나아갈 수 있도록 도와준다. 그렇게 투메릭 향기

는 좌절이 좌절이 아님을 알게 한다.

06

마음의 유연함을 가지게 해주는 향기
- 오레가노 -

백향목의 크기는 그늘을 보고 잴 수 있고,
사람의 크기는 겸손에 의해 측정된다.

- 영국 속담 -

오레가노 향기는 신념이 잘 바뀌지 않는 사람들에게 마음의 유연함을
가지게 해주는 향기이다. 시간과 규율을 엄격하게 지켜야 할 때 말고, 정
말 이것이 아니면 죽을 일이 아니라면 어느 정도 유연한 사고와 마음이
필요하다.

여름 방학 때의 일이다. 집에서 보채는 아이들을 데리고 아침부터 나
와서 산책했다. 조금 돌아다니다 보니, 나도 힘들고 아이들도 힘들어서

카페에 들어가고 싶었다. 그런데 카페의 오픈 시간은 10시였다. 현재 시각은 9시 50분. 10분만 더 기다리거나 돌아보고 싶었지만, 여섯 살짜리 둘째가 다리가 아프다고 운다. 6개월 된 막내 아이는 유모차에서 자기를 안아달라고 울고 있었다.

카페 사장님은 오픈 준비를 하느라 바빠 보였다. 문을 열고 들어가서 "정말 죄송한데 주문은 10시에 할 테니 좀 앉아 있어도 될까요?" 말했다. 그랬더니 사장님은 흔쾌히 앉아 있어도 된다고 했다. 정말 감사했다.

둘째는 신난다고 앉았다. 나는 막내를 얼른 꺼내 안아주었다. 그리고 10시가 되어 다른 손님들이 들어왔다. 사장님께서 "먼저 온 손님이 계셔서, 먼저 주문 받을게요~" 하시곤, 미처 아이들 때문에 정신없는 나를 먼저 챙겨주셨다.

얼른 주문하고 포장해서 나왔다. 시끄러운 아이들이 오래 있으면 민폐인 것을 알기 때문이다. 그때의 기억은 너무 감사했다. 그 사장님의 배려가 느껴져서 나는 그 카페를 자주 간다. 혼자서도 가고, 아이들을 데리고서도 갔다.

만약 사장님이 '10시 오픈인데…' 하고 인상을 찡그렸다면, 혹은 안 된다고 했다면 어땠을까. 누군가에겐 짧은 10분이지만, 아기 엄마는 긴 지옥을 경험하고 있었을 것이다. 그리고 그 사장님이 미웠을 것이다. 다시는 그 카페를 이용하지 않았을 것 같다.

마음이 유연하지 않은 사람은 의외로 자신의 삶에 주인의식이 없는 사람이 많다. 나는 아로마를 실생활에 이용하면서, 감정적인 부분에 연결하여 많은 도움을 받았다. 오레가노 향기는 자신의 삶에 자신이 주체자라는 것을 알게 한다. 꼭 원리 원칙을 지키지 않아도 삶은 유하게 흘러간다는 것을 알려준다. 삶의 덧없음을 알려준다.

삶의 덧없음을 아는 것은 겸손의 마음이다. 오레가노 향기는 그동안 나의 생각을 다른 사람에게 강요하지 않았는가를 생각하게 한다. 또한 다른 사람의 조언을 거부하지 않았는가도 생각해보게 한다.

다른 사람들에게 내 생각을 강요하는 것은 '내 생각이 맞지?'를 확인하는 행위이다. 다른 사람이 나에게 하는 조언이 다 귀찮게 느껴지는 것 또한, 지금 겨우 붙잡고 있는 내 안의 나를 놓치지 않기 위한 발악이다.

마음이 유연한 사람은 다른 사람들의 말에 귀를 기울일 줄 안다. 자신의 생각을 말하고 토론할 줄 안다. 꼭 원리 원칙을 지키지 않더라도, 삶이 흐름은 정해져 있다는 것을 안다. 오레가노 향기는 자신의 생각이 전부라고 생각하는 사람에게 마음이 유연함을 가지게 한다. 삶의 주체는 당신임을 알게 한다.

오레가노 향기의 감정을 살펴보면서 우리 아빠가 생각이 났다. 겉으로는 정말 유하지만, 속으로는 자신의 생각이 확고한 사람. 평생 엄마가 교회를 가자고 해도 절대로 가지 않았다. 상황에 따라 적절히 합의하는 듯하나, 정말 중요한 일에는 자신의 생각을 절대로 바꾸지 않는다. 아빠는 신중하기 때문에 생각이 현명한 판단일 경우가 많다. 하지만 자신의 생각을 조금 내려놓는 것도 엄마를 조금 더 편하게 만들어주지 않았을까 하고 생각해본다.

지금의 30대 이후의 아버지들은 대부분 이럴 것이다. 세상 속에서 수많은 좌절과 고통 속에서 세워진 자신만의 신념이 있다. 그리고 그 신념은 대체로 흔들리지 않는다. 세상 속에서 진하게 배운 것이기 때문이다. 그리고 이 신념을 소중한 사람에게 전달하고 싶을 것이다. 하지만 시대가 달라지면 상황도 달라지고 세상의 생각도 달라진다. 옛날의 그 신념과 경험은 현대의 생활 방식에 통하지 않을 수 있다. 그렇게 마음의 유연함을 가져야 한다고 알려주는 것이 오레가노 향기이다.

마음이 유연해지면 자신의 마음이 편해진다. 그리고 나와 함께 있는 주위 사람들의 마음도 편안해질 것이다. 자신 안에 자신이 있으므로, 그렇게 각박하게 굴지 않아도 됨을 알 수 있다.

오레가노는 강력한 천연 항생제의 역할을 한다. 정말 오랫동안 낫지 않았던 염증을 오레가노 한 방울이 해결해준다. 지독한 무좀을 없애는 데 오레가노를 이용해도 좋다.

오레가노 오일에는 카바크롤, 티몰 같은 항산화 물질이 풍부하게 함유되어 있다. 항산화 물질은 노화, 암, 심장병 등을 유발하는 활성산소를 제거해준다. 오레가노 오일은 다양한 질병으로부터 우리 몸을 보호해주는 탁월한 역할을 해준다.

오레가노는 항산화 수치가 높다. 오레가노 에센셜 오일의 효능을 이용한 여러 가지 암에 관한 논문들이 많다. 암을 예방하고, 암세포의 자멸을 유도한다고 한다. 하지만 오레가노는 페놀 계열로 아주 강한 자극성이 있다. 원액이 피부에 닿으면 화상을 입을 수 있을 만큼 강력하다.

이용하려면 희석을 아주 많이 해야 한다. 코코넛 오일 10ml에 한두 방울 정도 넣어, 정말 오래된 염증에 꾸준히 써주면 좋다.

나는 오레가노의 감정을 보면서, 짙은 남색의 색깔을 가진 사람에게 도움이 되는 아로마구나 하고 생각했다. 짙은 남색의 사람들은 자신의 내면에 파고들어 긴 대화를 해야 한다. 그리고 그것이 겉으로 드러나기까지는 자신만의 확신이 있어야 한다. 다른 사람이 이야기를 해도 자신만의 대화가 끝나지 않으면 받아들이기가 어렵다.

이러한 성향을 빛처럼 활용하면, 자신과의 깊은 대화가 가능해서 실수가 적은 사람이 될 것이다. 변덕스럽지 않은 진중한 사람이다. 하지만 부정적으로 작용을 하면 자신 안을 파고드느라 다른 사람과 불통이 되는 경우가 있다. 자신의 생각이 심사숙고 끝에 내려진 결론이기 때문에 권위적으로 지시할 때도 있다. 이때에 오레가노 향기가 많은 도움을 줄 수 있다.

오레가노 향기는 마음의 유연함을 가지게 하고, 조금만 더 편안히 내려놓으라는 메시지를 전달해주고 있다. 당신의 창조성과 통찰력은 많은 사람들에게 도움이 될 수 있다. 하지만 약간의 융통성만 발휘한다면, 인생을 더욱 풍요롭게 만들어갈 수 있음을 알려준다. 오레가노 향기는 삶의 다양성에 대해 이해하고, 그것도 우리가 즐겨야 할 부분 중에 하나라는 것을 알게 한다.

07

삶의 흐름을 알게 하는 향기
- 사이프레스 -

삶의 어떤 상황에도 흔들리지 않으며 빨리 가려고도 늦게 가려고도 애쓰지 않고, 우주적인 삶의
큰 물줄기에 온 존재를 내맡긴 채 흐르기만 할 수 있다면, 반드시 큰 자성의 바다에 다다를 것이다.

- 법상 스님 -

나는 내 몸과 마음, 그리고 내 삶의 주체는 나라고 생각했다. 오직 나
의 의지와 행동만이 내 인생을 만들어간다고 생각하며 살아왔다. 하지만
누구에게나 늘 그렇듯 운명은 주사위 던져지듯 일어날 일은 일어난다는
것을 깨닫게 된 순간이 많았다. 그 안에서 나는 무언가를 향해 주문을 외
울 뿐이었다. 나의 미래를 이런 장면이 이루어지기를 늘 바라왔다.

아로마 명상을 하면서 처음에는 '내가 무슨 생각을 되뇌지?'라고 생각

했다. '무슨 생각을 되뇌며 나의 무의식을 바꿀까?'라는 임무가 주어진 순간이라고 생각했다. 그리고 내가 진정으로 나의 무의식에 심어놓을 문구를 찾기 위해 책을 많이 읽었다. '어떤 문장이 나의 가슴을 떨리게 할까? 나는 어떤 말을 되뇌어야지 이런 삶을 살 수 있을까?' 하며 말이다.

　아로마 별로 감정의 키워드가 있기 때문에, 때로는 아로마 사용에 따른 감정 키워드를 되뇌기도 했었다. 가장 많이 한 명상은 차크라 아로마 명상이었다. 1차크라에 걸맞는 오일을 발바닥에 바르고, 향기와 에너지를 느끼려 애를 쓰며 물라다라에 집중하며 호흡했다. 이 지구는 안전합니다. 나는 이 세상에 존재합니다. 나의 육체는 건강합니다.

　그렇게 한 차크라씩 의식하며 아로마 명상을 되뇌었다. 꽤 오랜 기간 동안 2~3차크라에 에너지가 머무름을 느꼈었다. 그러다 갑자기 차크라가 열리기 시작했다. 심장 차크라를 지날 때는 눈물이 막 나기 시작했다. 한동안 괜히 마음이 시려 눈물이 났다. 5차크라를 지날 때는 나의 목소리를 많이 내고 있었다. 그러다 조금 지나니 나의 목소리를 내면 안 될 것 같다는 느낌이 들었다. 그렇게 6차크라 즈음해서는 내가 지금 가고 있는 이 길이 맞나 하고 무작정 달려오던 길을 뒤돌아보며 혼란스러웠다.

나의 삶은 자연스러운 흐름이 있음을 깨닫게 해주는 것이 사이프레스의 향기이다. 사이프레스는 키가 큰 상록 침엽수의 가지에서 추출한 에센셜 오일이다. 소나무와 유사한 향기를 가지고 있는데, 사시사철 늘 변함없는 느낌을 준다. 사이프레스의 학명인 'sempervirens'는 상록이라는 뜻과 함께 영원히 산다는 뜻도 있다. 사이프레스의 솔향기는 마음을 편안하게 내려놓을 수 있게 도와준다.

마이클 싱어의 『될 일은 된다』라는 책을 보면서 사이프레스 향기와 함께 지금의 나의 혼란을 잠재울 수 있어서 행복했다. 마이클 싱어는 건축업체와 소프트웨어 업체를 설립하여 크게 성장시킨 성공한 사업가이다. 마이클 싱어는 그 안에서도 영적인 추구를 놓지 않는 숲속의 소박한 명상가였다. 그리고 『될 일은 된다』는 삶의 흐름을 무조건 신뢰하기로 결심한 후 일어난 경이로운 일들에 대해 써낸 책이다.

마이클 싱어는 내면을 향한 자신의 여정은 요가와 명상을 중심으로 탐구했다. 그리고 깊은 평화와 고요를 경험했지만, 현실에 돌아오면 늘 같은 자리로 돌아옴을 알아차렸다. 그리고 그 안에서 자신이 잘못된 방식으로 접근했다는 것을 깨달았다. 끊임없이 마음을 조용히 잠재움으로써 자신을 개발시키려는 것이 아닌, 소란스러운 마음의 원인을 알고 제거했어야 한다는 것을.

나 또한 그랬다. 늘 아로마의 향기를 맡고 명상을 하는 그 순간, 심장의 이완과 마음의 편안함은 그나마 삶에서 숨 쉴 수 있는 작은 공간을 마련해주었다. 하지만 현실에서의 나의 고뇌의 굴레는 변화되기가 어려웠다. 주변 사람들 말에 휩쓸려 살아가야 했다. 그리고 내 마음의 갈등하고도 싸워야 했다. 늘 삶은 어렵다고 생각했다.

하지만 마이클 싱어는 이렇게 말했다. 어려움의 원인이 자신의 마음이 주범이라는 것을 안다면, 자신의 마음에서 해방되라고 한다. 대신 삶이 자연스러운 흐름을 통해 내게 가져다주는 그대로를 수용하는 연습을 하라고 한다. 내면의 저항을 삶의 흐름에 맡겨보라고 말한다.

예를 들어, 비가 오는 날, 비가 와서 우울한 것, 비가 와서 통증이 생기는 것, '하필 예쁘게 꾸민 날 비가 오네'가 아닌, '오늘 비가 내리는구나'로 수용하는 것이다. 내가 정말 많이 이용했던 부분이다. '비가 오는 날 첫 미팅하면, 이분이랑은 좋은 관계가 계속 연결되더라'로 마음을 바꾸니,

비가 오는 날 미팅을 하러 나가는 것이 행복해졌다.

삶의 주도권을 억지로 잡지 말라고 사이프레스 향기가 말해준다. 삶의 흐름은 온전히 당신의 인생을 위한 자연스러움이니 걱정하지 말라고 일깨워준다. 자신의 마음에서 좋고 싫음을 내려놓는다면, 삶의 많은 어려움이 해결될 것이다. 하루, 하루가 일분일초가 그렇게 많이 불행하지 않다.

갑자기 누가 내 뒤통수를 치듯 예고 없이 다가오는 불행에도 삶의 흐름을 지켜보게끔 한다. 사이프레스 향기를 맡을 때 얻어진 명료한 시선으로 자신의 앞에 펼쳐지고 있는 상황을 바라보게 한다. 그리고 지금 삶이 당신에게 무엇을 요청하고 있는지를 깨닫는다. 그 심오한 안내를 따라가다 보면 삶은 아주 다른 방향으로 나아갈 것이다.

사이프레스 향기는 숲속의 향기로 호흡을 편안하게 한다. 실제로 심장박동수와 호흡수를 낮추어 깊은 호흡을 할 수 있도록 만들어준다. 그래서 마음의 지나친 부담을 가진 사람들에게 큰 도움을 준다. 그리고 극도의 긴장을 완화하려면 라벤더 오일과 섞어서 사용해도 좋다. 화가 많은 사람들에게도 도움이 된다.

또한 사이프레스 에센셜 오일은 순환에 도움을 주는 대표적인 오일이다. 정맥 울혈을 제거하는 데 많은 도움을 주며, 부종을 완화하는 데도 많은 도움을 준다. 그래서 하지 정맥류가 있는 사람들은 사이프레스 에센셜 오일을 족욕하는 데 이용하면 많은 도움을 받을 수 있다.

사이프레스는 세포 조직의 수렴, 수축에도 효과가 좋다. 그리고 치질이 있는 사람들에게도 많은 도움을 준다. 실제로 히포크라테스는 치질에 사이프레스 오일을 사용했다.

사이프레스 에센셜 오일은 여성 질환과 관련된 문제에도 도움이 된다. 갱년기, 월경 과다, 생리 불순인 사람들도 사이프레스 에센셜 오일을 추천한다. 단, 에스트로겐 작용으로 생리를 정상으로 되돌리기도 하므로 임신 중에는 사용을 금한다.

아로마 명상을 하면서 더 깊어진 것은 생각을 아예 하지 않는 것이었다. 그리고 나서 차크라가 더 활성화가 되었다. 그저 나의 내면을 바라보는 연습뿐 아니라 나의 삶의 흐름 그 자체를 믿고 따라가도록 사이프레스 향기가 인도해준다.

삶의 주도권을 외부에서 나에게 가져옴에서 다시 삶으로 내맡기는 연습. 혼란스럽고 두려울 수 있는 순간에 사이프레스 향기는 마음을 편안하게 담담하게 용기 낼 수 있도록 뒷받침해준다. 마음의 유연함을 가지게 하고, 조금만 더 편안히 내려놓으라는 메시지를 전달해주고 있다.

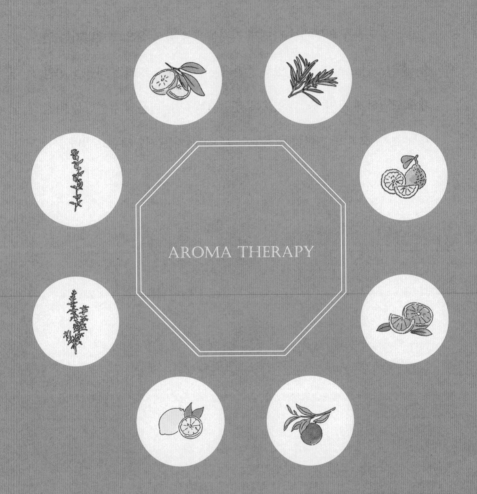

AROMA THERAPY

4
장

。

AROMA THERAPY

향기를 통해 나를 찾아가는 여행

마음의 감각을
깨우는
아로마 테라피

01

마음속에 긍정적인 에너지를 불어넣어주는 향기

- 오렌지 -

공간에도 향기
디자인이 필요하다.

- 미상 -

공기에도 디자인이 필요하다. 살아 움직이는 모든 유기물은 각각의 향기를 지니고 있다. 그리고 그 유기물이 생활하는 공간에도 향기는 존재한다. 공간을 구성하는 데는 색깔과 모양뿐 아니라 공간의 냄새도 생각해봐야 한다.

그래서 나는 숍에서 아로마 테라피를 컨설팅할 때, 공간의 향기를 정할 때 오렌지를 추천한다. 많은 사람들이 왔다가 나가는 곳에서는 편안한 향기가 필요하다. 공간의 주인에게도 그리고 공간을 방문하는 사람에게도 향기는 많은 영향을 미친다. 나는 오렌지의 향기가 눈에 보이지 않는 영업의 노하우가 될 수 있다고 말한다.

특히나 긴장을 풀어야 할 경우에는 더더욱 그렇다. 오렌지의 향기는 편안함을 불러일으킨다. 내가 시도하는 모든 것이 잘될 것이라는 긍정적인 기분을 만들어낸다. 그래서 사람들이 의심을 거두고 하고 싶은 것을 할 수 있도록, 결제할 여유를 준다.

꼭 결제율이 올라가길 바라서 오렌지의 향기를 디퓨징하라는 것은 아니다. 그 공간을 지키고 많은 사람들에게 편안함을 제공해주는 사람도 편안해야 한다. 본인은 긴장한 에너지를 느끼고, 다른 사람을 응대한다면 나날이 고통의 연속이 된다. 나날이 감정적 빈곤의 연속이 된다. 하지만, 자신이 편안하다면 상대에게 편안함을 제공하는 것은 자연스러워진다. 서로가 편안함을 공유하고 좋은 에너지를 주고받는다면 감정은 더욱 풍성해진다. 그것을 놓치면 안 된다고 말한다.

나는 요가원을 주로 컨설팅한다. 요가원은 대부분 자영업이다. 자영업을 하는 사람은 공간에 오래 머물러 있는 경우가 많다. 그것이 매출과 직결되기 때문이다. 내가 있는 공간을 나의 향기로 채우는 것은 나의 에너지를 방문자에게 전달하는 일이기도 하다. 그리고 많은 사람들이 호불호가 없는 향기를 이용하는 것이 좋다.

오렌지의 향기는 우리가 일상생활에서 쉽게 접할 수 있다. 그리고 다른 식물의 향기에 비해 많이 맡아본 향기이다. 그래서 오렌지의 향기를 상담실에 배치하는 것이 좋다고 말을 한다. 오렌지나 귤을 건네받은 사람은 항상 좋은 의도를 선물 받았을 것이기 때문이다. 그래서 오렌지의 향기는 늘 기쁜 기억이 무의식에서 떠오르게 할 것이다. 정말 일부분의 사람들을 제외하곤 말이다.

나는 요가원에서 오전 수업을 할 때 늘 한 시간 전에 센터를 나와 오렌지를 디퓨징했다. 3층이었던 요가원의 향기가 1층의 입구까지 전달되었다. 그래서 회원들은 건물에 들어서자마자 선생님이 자신들을 기다리고 있구나 하는 느낌을 받는다고 했다. 그리고 기분 좋게 요가원에 입장한다.

공간에 대한 성의를 보여주는 것이 사람들의 마음을 움직이게 한다.

오전에 경직된 몸을 향기로 일차로 이완하게 한다. 그리고 움직임을 통해서 더 깊은 이완을 하다 보면 내면에 가까워진다. 내면에 가까워지게 하는 것은 나를 경직되게 하는 많은 것들을 걷어내는 것이다. 그렇게 몸과 마음이 내면에서부터 부드러워지면서 단단해지게 된다.

요가원뿐만 아니다. 향기 마케팅은 공간의 마케팅에 중요한 요소가 된다. 향기가 공간의 첫인상을 결정짓는 무의식의 마음을 지배하게 한다. 너무나 화려한 공간은 나도 모르게 마음이 경직될 수 있다.

하지만, 그곳의 좋은 향기는 나를 매우 대우해준다는 느낌을 받게 해준다. 편안하면서도 쾌적함을 주는 향기가 좋다. 시트러스 계열의 향기는 쾌적함을 준다. 그리고 오렌지의 달콤함은 편안함을 준다.

가끔, 공간의 향기는 비용적인 면 때문에 인공 향기에 맡긴다고 하는 사람들이 있다. 인공의 향기도 매우 매력적인 조합으로 사람들의 마음을 움직이게 한다. 하지만 나는 그래도 인공적인 향기보단 자연의 향기와 함께하라고 말을 한다. 조금 더 단순하게, 조금 더 순수하게 즐기면 좋겠다는 마음이다.

향기 분자도 아주 작지만 분명하게 우리의 몸과 마음에 많은 영향을 미친다. 이 향기 분자들은 우리 피부, 호흡기의 폐를 통해 몸속 작은 세포에도 전달이 된다. 그렇게 우리 몸의 혈액을 타고 흐르게 된다. 이왕이면 인공적으로 만들어진 향기 분자보다 우리 몸에 더 친숙한 식물의 향기를 이용했으면 좋겠다고 하는 이유도 여기에 있다.

사람들이 식물의 향기는 오래 지속되지 않는다고 말한다. 자연적인 모든 것은 우리가 익숙해지면 느끼지 못한다. 하지만 향기 분자는 늘 공간에 퍼져 있다는 것을 기억했으면 좋겠다. 그리고 그것은 공간과 나의 첫인상을 만들어준다는 것도 기억했으면 좋겠다. 내가 아기와 함께 생활할 때, 나는 아기의 향기를 느끼지 못한다. 하지만, 우리 집을 방문하는 사람들은 아기 냄새로 가득 차 있다고 말한다.

나는 미용실에서 파마를 할 때, 파마약에 오렌지 오일을 꼭 떨어뜨려 달라고 말을 한다. 민감한 두피에 시트러스 계열은 자극을 줄 수 있다. 하지만 오렌지는 레몬이나 라임처럼 자극적이진 않다. 그 대신에 시트러스 계열의 오일은 화학 성분이 몸에 침투하는 것을 제한한다. 또한 오렌지 에센셜 오일은 머릿결을 탱글탱글하게 만들어주는 것 같다. 그래서 나는 샴푸에도 많이 넣어서 이용한다.

오렌지 향기는 부드러운 상큼함과 달콤함을 준다. 몸과 마음에 기쁨과 활력 가득한 에너지를 선사해주는 향기로 처지거나 힘이 없을 때 사용하면 좋다. 행복하고 따뜻한 기운의 스위트오렌지 오일은 쉽게 잠들지 못하는 어린이에게 질 좋은 수면을 유도할 수도 있다.

생각보다 오렌지 향기는 심장에 활력을 더 많이 줄 수가 있다. 그래서 아이들에게 직접 심장 부위에 바르지는 않는 게 좋다는 말을 한다. 그 대신에 샤워 후, 전신 로션에 한 방울 정도 떨어뜨려서 발라주기도 한다. 기분 좋은 향기와 에너지로 아이들이 활력이 생겨나게 도와준다. 또한 창의력이 살아나게 한다.

오렌지는 자연에서 우리가 무한히 공급받을 수 있다. 이와 같이 오렌지 향기는 무의식적으로 마음이 무한하게 풍요로울 수 있는 에너지를 선사한다. 마음의 풍요를 고취시키고 긍정적인 분위기를 만들어준다.

우리 모두는 풍요로움을 허락받았다는 것을 잊지 않았으면 좋겠다. 마음의 풍요이든지, 물질적인 풍요이든지 우리는 모든 것을 누릴 수 있다.

많은 것이 나만의 것이 아니어도 됨을 알 수 있으면 좋겠다. 풍요롭기 때

문이다. 오렌지 향기는 공유하고, 놀고, 쉬고, 삶의 보람을 온전히 즐길

수 있게끔 도와준다.

02

집착하던 관계에서 벗어날 수 있게 하는 향기
- 티트리 -

인간관계는 모든 행복의
근원이자 고민의 근원이다.

- 알프레드 아들러 -

나는 네 자매 중 막내이다. 그리고 여고를 다녔다. 그리고 요가 강사를 하면서 대부분 여자들과 관계를 맺고 일을 해왔다. 지금도 네트워크 사업을 하면서 여자 파트너가 많다.

내가 속했던 여자들의 그룹의 특성은 관계에 집착하는 경우가 많았다. 이 친구가 나와 같은 마음이었으면 한다. 그리고 그것이 아닐 때 그 친구를 미워하는 경우가 많다. 서로에게 감정적인 에너지를 굉장히 많이 소모한다.

그 친구가 지금 나에게 매달 월급을 주는 것도 아니다. 그래도 친구와
마음이 맞지 않아 다투었을 땐 마음이 힘들다. 그리고 일상생활에도 영
향을 주는 경우가 많다. 기분이 다운이 되니 내가 해야 할 일이 더디게
진행된다.

네트워크 사업을 진행하면서도 서로의 마음이 맞지 않을 땐, 힘들어하
는 사람들이 많다. 나는 진심으로 이 사람을 위해서 시간을 쓰며 도움을
주고, 위로와 조언도 해준다. 하지만 그 사람의 마음이 내가 전달한 마음
을 제대로 이해하지 못했을 때, '지금 내가 뭐 하고 있는 거지.'라는 생각
을 하게 된다. 실제로 돈의 피해보다 사람의 마음이 나와 맞지 않음이 더
힘들 때가 많다.

사람은 사회적 동물이다. 사람들과 관계를 맺고 살아간다. 그리고 우
리의 많은 어려움은 사람들과의 관계에서 온다. 관계에서 오는 어려움이
감정인가, 현실의 실질적 피해인가를 구분해야 한다. 티트리 향기는 그
것을 구분할 수 있게 한다.

만약 실질적 상황에 대한 피해가 아닌, 그저 감정 때문이라면 티트리는 이 마음의 염증을 해결하는 데 도움을 준다. 내가 관계에서 받은 상처는 상대방에게 집착했기 때문이다. 상대방의 마음이 나와 같기를 집착했기 때문이다.

티트리 향기는 개인의 공간과 경계를 존중할 수 있게 한다. 나부터도 건강한 마음의 공간과 경계를 만들어낼 수 있게 한다. 그것을 존중하는 새로운 인맥을 형성할 수 있게 한다. 서로의 마음의 공간을 침범하는 것은 집착이다. 그 집착은 결코 바람직하지 않다. 자신과 타인의 마음의 염증을 만들어내기 때문이다.

나의 마음의 공간과 경계를 스스로 만들어낼 줄 알아야 한다. 그래야 타인의 감정에 휘둘리지 않게 된다. 타인의 감정을 나와 같이 느끼는 것을 공감이라고 착각하는 사람들이 있다.

테라피스트들은 공감은 하지만, 상대의 감정과 상황을 자신에게 내면화하면 안 된다. 부정적 감정이 나의 마음에 똑같이 올라타게 하면 안 된다. 그저 바라봄으로 그들이 스스로 자기 자신을 바라보고 치유할 수 있도록 안내하는 역할만 해야 할 뿐이다.

내가 그 사람의 말을 잘 들어주고, 공감을 잘한다고 해서 좋은 사람은 아니다. 그들의 부정적 감정이 내 내면과 동일시되면 나의 기분이 다운된다. 그러면 나의 시간과 재능을 발휘할 에너지가 부족해진다. 다른 사람들이 나를 이용하도록 허락하게 된다. 다른 사람들은 나를 이용해도 된다고 생각하며, 자신들의 문제를 나의 문제로 책임을 전가하게 한다.

실제로 이 문제에 직면한 사람들은 정말 많다. 왜 항상 사람들에게 이용당하는지 모르고 산다. 심지어는 이용당하는지도 모른다. 나의 에너지를 보호하려면, 티트리의 향기를 맡아야 한다.

나의 몸과 마음의 에너지는 내가 지키는 것이다. 다른 사람들에게 침범을 당하지 않도록 스스로 관리할 줄 알아야 한다. 나 자신에 대한 명확성을 가지기 위해 티트리 향기를 자주 맡는 것이 좋다.

관계의 집착에서 가장 흔하게 볼 수 있는 것은 부모님과 자녀의 사이이다. 어떤 사람은 꼭 효도해야 한다고 하는 사람이 있다. 어떤 사람은 자식이 반드시 나를 위해 이렇게 해야 한다고 생각하는 사람이 있다. 특히나 결혼 후에 자식을 독립시키지 못하고 그들의 일상을 간섭하고, 자주 보려고 하는 부모님도 너무나 많다.

부모님과 자식은 다른 사람이다. 부모님 자신의 어려운 사정과 마음이 자식의 에너지를 막으면 안 된다. 나와 나의 자식은 다른 사람이다. 당신 또한 자식에게 집착하면 안 된다.

자식이 커서 부모님에 대한 책임감이 똑같이 생기게 될 것이기 때문이다. 그것은 비단 부모님과의 관계에서만 그쳐지는 것이 아니다. 당신의 자식이 다른 사람을 위해 자신의 몸과 마음의 에너지를 소모해가며 희생하는 삶을 살게 하도록 가르치는 것이라는 것을 깨달아야 한다.

티트리 나무는 호주가 원산지이다. 호주의 원주민들에게 티트리는 귀중한 약초로 다양한 피부 질환과 감염증, 감기, 해경, 상처, 해독 등에 사용되어 왔다. 티트리 나무로 둘러싸인 벌가왈빈강이 있다. 그 강에 티트리 잎이 떨어져 원주민들의 질병을 치유했다. 원주민들은 이 강물을 마법의 물이라고 했다.

티트리 오일은 일상생활에서 정말 유용하게 쓰이는 오일 중 하나이다. 특히 여드름이 잘 나는 피부 타입은 티트리 오일을 쓰면 도움이 된다. 천연 원액의 티트리 오일은 강한 자극이 될 수 있으므로 염증에 국소적으로 적용해야 한다.

독성과 피부 자극이 없는 티트리 오일은 강력한 살균성, 항균성, 항진균성의 효능이 있다. 티트리 에센셜 오일은 우리 몸의 모든 염증에 적용을 하면 좋다. 여드름, 피부염, 질염, 비염 등등에 도움이 된다.

나는 아로마 테라피 생활을 하기 전, 냉이 많았고 질염에 자주 걸렸었다. 스트레스를 받으면 질염으로 증상이 자주 나타났다. 아로마 테라피를 처음 접했을 시기에는 티트리 오일을 매일 팬티에 한 방울씩 떨어뜨려주었다. 시원한 느낌과 깔끔해진 느낌이 좋았다. 그렇게 5일이 지났을까, 질염은 완전히 사라졌다. 그 후엔 생각날 때마다 떨어뜨려주곤 하는데, 질염에 잘 걸리지 않는다.

아이들의 아토피 염증이 올라올 때는 티트리 한 방울을 로션에 섞어 발라주곤 한다. 특히 모기에 물렸을 때에도 티트리 한 방울, 페퍼민트 한 방울, 라벤더 한 방울을 섞어 발라준다. 그러면 가려움증은 금방 사라지고, 모기 물린 자국은 깨끗하게 없어진다.

또한 비염이 심해서 티트리 오일을 디퓨징해주었다. 티트리 오일의 효과로 비염이 잦아드는 듯했다. 그와 동시에 티트리 향기는 마음에 상쾌함과 활력을 주었다.

감정을 잘 정리하지 못하면 불행이 반복된다. 감정을 잘 들여다봐야 한다. 그리고 그 감정을 이해하고 연습해야 한다. 감정은 생각인가 사실인가를 구분할 줄 알아야 한다. 그리고 불행의 감정이 반복된다면, 나의 생각을 바꿔야 한다. 생각을 바꾸려면 관점을 바꿔야 한다. 관점이 달라지면 해석이 달라진다. 해석이 달라지면, 감정이 달라진다.

티트리 향기는 나의 관점을 다르게 만들어주는 데 도움이 된다. 나만의 고정된 틀 안에서 해제할 수 있는 느낌을 준다. 각각 개인의 공간과 경계를 존중할 수 있는 깨달음을 준다. 또한 자신을 존중할 수 있는 마음의 건강한 공간과 경계를 만들어준다. 그렇게 집착하는 관계와 마음에서 벗어나게 한다.

03

빛나는 존재임을 알게 해주는 향기

- 베르가못 -

자기 자신을 사랑하면
당신의 인생에 기적이 일어난다.

- L. 헤이 -

    우리는 살아가면서 마음을 어디에 터놓을 수 없을 때가 많다. 사람들과 함께 있지만, 마음이 혼자인 것이다. 같은 상처를 가진 사람들끼리의 공감은 상처를 회복시키는 데 도움이 된다. 하지만, 혼자서도 자신의 마음을 보듬고 상처를 회복시킬 줄 알아야 한다. 베르가못 향기는 자신의 마음을 돌아보게 한다. 그리고 그 상처를 스스로 살펴보게 한다. 그리고 나면 어느새 자신을 사랑하게 한다. 그리고 스스로 자기 자신을 빛이 나게 한다.

베르가못 향기는 고급스러운 시트러스 향기이다. 신듯하면서도 묵직한 부드러운 느낌이다. 베르가못 향기는 상큼함과 함께 풍성하고 화사한 향기를 지니고 있다. 그래서 베르가못은 향수에도 많이 쓰이는 향기이다. 베르가못 향기는 여느 시트러스 계열과 같이 모노테르펜의 리모넨과 피넨의 화학 성분으로 구성되어 있다. 그런데 꽃 계열에 많이 함유되어 있는 에스테르계열의 리날릴 아세테이트 화학 성분을 많이 포함하여 그러한 향기의 특징이 있는 것이다.

자존감이란 스스로 흔들리지 않는 내적 평가를 말한다. 내 마음이 흔들릴 때도 내가 나를 돌볼 수 있어야 한다. 흔들릴 때일수록 자존감이란 것을 빛을 발한다. 나를 긍정하는 습관과 생각이 빛나게 할 수 있다. 하지만 혼자 마음을 다잡기가 어려울 때는 베르가못 향기의 도움을 받아도 좋다. 자존감으로 나를 빛나게 하는 향기가 베르가못이다.

아이를 낳고 집에만 있으면서 자존감이 떨어지게 되었다. 나라는 사람이 가치가 있는 사람일까 하는 생각에 우울감에 빠졌다. 사회에 사는 사람들은 이렇든 저렇든 간에 평가를 받고 가치 있게 살아가는 느낌이었다. 나만 집에서 아이와 씨름하며 아무도 나를 인정해주지 않는 것 같았다.

자존감이란 내가 나를 인정하고 사랑해주면 되는데 그게 쉽지 않았다.

베르가못 향기는 자존감이 떨어진 사람들에게 도움이 된다. 특히나 자존감이 바닥으로 떨어져 마음이 많이 힘든 사람에게 훨씬 더 큰 도움이 된다. 자신의 마음을 스스로 돌보게 한다. 그렇게 자존감을 회복시켜준다.

우리 가족이 40년 동안 살았던 집 옆에 서울에서 경매를 받은 사람들이 왔다. 그리고 통행을 방해했다. 길 값을 내라고 했다. 길 값은 내면 그만인데, 가격을 매겨주지 않았다. 자꾸 달라는 것에 대한 모호함이 우리 가족을 힘들게 했다. 그렇게 길을 점점 좁혀갔다.

내 차는 카니발인데 바퀴가 빠지지 않을 만큼만 길을 막아놓게 되었다. 경찰에 신고해도 차가 통행할 수 있으니 불법은 아니라고 했다.

상대방은 우리 땅이 나중에 공사차량이 드나들 수 없는 맹지가 될 것이라고 협박했다. 4,000평짜리 우리집 땅은 한 순간에 쓸모 없는 땅이 될 것이라고 했다. 40년 동안 이용한 멀쩡한 도로, 그리고 우리 부모님이 평생의 노력이 담긴 집과 땅. 그 모든 것들이 세상에 부정당했다. 매번 좁혀져가는 길을 다녀야 하는 우리 부모님 마음은 어땠을까. 그렇게 엄마는 뇌졸중으로 쓰러지셨다. 나는 그 일을 해결하기 위해, 그쪽 사람들을 만났다. 분명히 사람인데 눈앞에 보이지 않는 도끼가 있는 것 같은 느낌에 질식할 것 같았다. 깡패가 아닌데 깡패처럼 느껴졌다. 만나고 나서는 '말로 통하지 않겠구나.'라는 느낌이 들었다.

그렇게 재판이 진행되었다. 매달 중순 그들과 재판하는 기일이 다가오면, 숨이 막혔다. 가슴이 조여왔다. 집에 있는데도 가슴이 너무 빨리 뛰어서 아무 일도 할 수가 없었다. 그렇게 몇 년이 지났다.

일어나지 않을 재판 결과에 대한 불안함은 나의 마음을 힘들게 했다. 나쁜 꿈을 많이 꾸었다. 집에서 설거지하는데도 그 시점이 되면 심장이 마구 뛰었다. 이러한 것들이 공황 증상이라는 것을 알았다. 나의 마음의 불안함이 신체적으로 나타나는 것이다.

사람들은 살아가면서 누구나 공황 증상을 경험한다고 한다. 베르가못 향기는 공황 증상이 올 만큼의 불안함에 도움을 줄 수 있다. 마음을 편안하게 하고, 잠을 잘 자게 할 수 있다.

사연 없는 사람은 없다. 불안함의 요소를 가지고 살지 않는 사람도 드물다. 삶이 내 뜻대로 흘러가는 경우도 드물다. 그럴 때는 내 마음을 잘 들여다봐야 한다. 적당한 불안감은 내 삶에 도움이 된다. 불안함이 신체적으로 나타난다는 것은 의지가 박약해서가 아니다. 내 마음의 흐름을 잘 읽지 못해서 나타나는 것이다. 베르가못 향기는 자연스럽게 내 마음을 잘 들여다보라고 말해준다.

베르가못 향기는 마음을 보게 한다. 그리고 심장을 부드럽게 만들어준다. 너라는 사람이 얼마나 소중한지 알라고 말해준다. 그렇게 향기를 맡으며 자신의 마음을 케어하고 자존감을 챙길 수 있도록 도와준다. 자존감이 챙겨지면, 자기 자신을 빛나게 할 수 있다.

너새니얼 브랜든 저 『자존감의 여섯 기둥』을 보면, 자존감이 높은 사람과 낮은 사람의 특성에 관해 이야기하고 있다. 자존감이 높은 사람일수록, 일에 대한 대처 능력이 높다. 그리고 도전과 실패를 두려워하지 않는다. 마음의 회복탄력성이 좋다. 건강한 자존감을 지닌 사람일수록 다른 사람에게 관대하다. 정직하고. 적절한 의사소통을 한다. 자양분이 되는 관계를 지닌다.

하지만, 자존감이 낮은 사람은 자존감이 낮은 사람들과 어울려 지낸다. 자존감이 낮은 사람은 익숙하고 무난한 목표에서 안전함을 찾는다. 자존감이 낮은 사람은 다른 사람과 의사소통할 때 모호하고 이해하기 어려우며 부적절한 반응을 보이기 쉽다. 자신의 느낌과 생각이 불명확한데다 상대의 반응에 불안을 느끼기 때문이다.

높은 자존감이 개인의 행복을 나타내는 가장 좋은 지표라는 연구 결과가 있다. 마이어스 역시 『행복 추구』에서 같은 주장을 했다. 논리적으로 생각할 때, 자존감이 낮을수록 불행하다.

우리는 베르가못 향기를 통해서 자존감을 회복할 수 있다. 혹은 자존감이 낮았던 사람이 자존감을 올릴 수 있다. 나 자신을 생각하고 사랑하게 된다. 그렇다면, 개인의 삶이 행복으로 가득 차게 될 것이다. 살아가면서 수많은 스트레스를 만났을 때, 혹 떨어지는 자존감에 베르가못 향기를 더해주자. 스트레스를 회피하여 사는 삶은 바람직하지 않다. 우리는 일상생활에서 스트레스를 조절하며 살아가는 것이다. 베르가못 향기는 자기 자신이 빛이 나는 존재임을 깨닫게 한다.

04

거울 속의 내 모습을 사랑할 수 있게 하는 향기

- 자몽 -

만약 당신이 아직도 아름다움만을 찾는다면
당신은 신이 창조한 아름다움의 주변만을 헤매고 있는 것이다.

– 브라우닝 –

현대에 많은 사람들이 자신의 외모를 가꾸기 바쁘다. 외모 산업은 특히 한국에서는 아주 크게 활성화된 분야다. 당신은 외모를 가꾸기 위해 많은 비용을 소모하고 있진 않은가? 피부과, 성형외과, 미용실, 쥬얼리, 의류 그리고 다이어트까지. 요즘은 여자들뿐만 아니라 남자들도 관리하는 시대이다.

나 또한 20세 때는 한번 외출을 하려면 두 시간 전부터 준비를 했다.

씻고 화장을 하고, 머리를 다듬고, 옷도 이것저것 바꿔 입으면서 예쁘게 하고 외출을 했다. 그리고 지금도 나는 나의 외모에 만족하지 못한다. 어렸을 적에는 항상 다이어트를 해야 한다는 말을 입에 달고 살았다.

아이 셋을 낳은 현재의 나도 다이어트를 해야 한다는 말을 입에 달고 있다. 예전보다 많아진 주름이 나의 마음을 우울하게 하기도 한다. 하지만, 지금은 그렇게 외모에 예전처럼 많은 에너지를 쏟지는 않는다. 현재에도 나는 다이어트를 하고 싶다. 주름살도 없애고 싶다. 하지만 이대로인 나로 다른 사람들을 대면해도 괜찮다. 왜냐하면 나는 수많은 고통 속에서 나의 내면을 바라보게 되었고, 나의 영혼의 존재가 귀하다는 걸 알았기 때문이다.

타인의 시선을 강요하는 시대가 문제인 것인지, 아니면 사람들의 내면의 나약함이 타인의 시선을 의식하게 된 건지 모르겠다. 아픈 문화는 분명 아픈 사람들을 만들어낸다. 유명인이 자살하면 모방 자살을 하게 되는 베르테르 효과만 봐도 알 수 있다.

하지만 우리는 끊임없이 고통의 이유를 외부에서 찾게 되면, 고통에서 벗어나지 못한다. 아무리 대기업에서 외모 지상주의의 마케팅을 통해 외모 관련 상품 소비를 부추기고 강요하더라도 우리 스스로 자신을 보호하면 된다. 당신의 내면이 당신의 외면보다 훨씬 더 소중하고 아름답다는 것을 알면 된다.

자몽의 향기는 자신의 신체를 진정으로 사랑할 수 있도록 도와주는 향기이다. 자신들의 외모에 대해 집착하는 사람들에게 '당신은 있는 그대로 아름다워.'라고 말해준다.

자신들의 외모에 만족스럽지 못하고, 심지어는 혐오까지 느낀다면 그것은 당신이 자신을 사랑하지 않는 것이다. 그리고 타인이 나를 지배할 수 있도록 허락하는 것이다. 나는 나 자체로 소중한 영혼을 지닌 사람이라는 것을 인식해야 한다.

결혼할 때에도 젊었을 때는 예뻤으니까 사랑을 받았다지만, 결혼 후 아기를 낳고 살이 찌면 자신감이 떨어진다. 그리고 못된 남편들은 살을 빼라고 하기도 한다. 평생을 함께할 동반자라면, 외모를 보고 결혼하지 않고 그 사람의 영혼을 사랑해서 결혼했다면 어땠을까. 육체 속에 있는 그 사람 자체의 영혼은 시간이 지날수록 더 무르익고 아름다워진다. 그러면 결혼 생활은 갈수록 천국처럼 느껴질 것이다.

자몽 향기는 이렇게 당신의 육체를 넘어 자신의 영혼을 행복한 마음으로 바라봐주게 한다. 우리는 살면서 한 번도 같은 외모였던 적이 없다. 작은 몸으로 태어나서, 자라면서 세포 수가 급격히 많아지게 된다.

그리고 점점 키가 커진다. 나이가 들면서 노화가 되고, 머리 색깔도 바뀌게 된다. 세포는 탄력을 잃고 주름이 생기게 된다.

하지만 우리의 영혼은 언제나 어린아이와 같이 순수하고, 맑다. 영혼은 어떻게 관리하느냐에 따라 더 젊어질 수도 있다. 하지만 육체적인 모습은 결국 인간의 생로병사 시스템에 맞춰 돌아가게 된다. 우리는 태어나고 살고 죽는다. 그 시스템을 모두가 거역할 수는 없는 법이다.

시스템을 거스르며, 외모는 젊지만 죽지 않을 순 없는 법이다. 그러니 본질을 봐봐야 한다. 우리의 깊은 내면은 충분히 멋진 빛으로 가득 차 있다. 그것을 자몽 향기가 알게 한다.

나도 자몽 향기를 사랑한다. 달달하고 여성스러운 향기가 너무 좋다. 자몽 향기가 끌린다는 것은 '나의 외적인 스트레스를 위로해줘.'라는 마음이다. 실제로 자몽 에센셜 오일은 셀룰라이트를 제거하는 데 많은 도움이 된다.

자몽 에센셜 오일은 다이어트 블렌딩 오일에 정말 많이 활용한다. 신체적으로 림프계의 순환을 촉진시켜주는 데 도움이 된다. 노폐물 배출과 체내 독소 제거 효능이 탁월하다. 그리고 부종을 완화해주며 지방을 분해하는 데 도움이 많이 된다.

우리가 다이어트를 할 때, 자몽 에센셜 오일을 이용하면 정말 좋다. 순환의 촉진과 함께 향기로 당신의 외적인 집착을 한숨 놓아주게 하기 때문이다. 우리가 외모 집착에서 벗어나면, 오히려 식욕이 조절될 것이다. 자몽 향기는 식욕을 조절하는 데도 도움을 준다. 많이 먹고 싶은 사람은 적당히 먹도록, 식욕 부진이 있는 사람은 입맛이 오르게 해준다.

체내의 순환을 위해 체중을 조절해야겠다고 생각을 했을 때는, 레몬 한 방울과 자몽 한 방울을 물에 떨어뜨려 먹어주기도 한다. 자몽 에이드에 자몽 에센셜 오일 한 방울은 정말 맛있다. 그리고 맥주에 자몽 한 방울도 정말 고급스러운 맥주 맛이 나서 행복하다. 다음 날 배변을 쉽게 보는 데도 도움이 된다. 숙취 해소에도 자몽 에센셜 오일로 목 뒤와 간 부위에 마사지를 해주면 도움이 된다.

나는 자몽 향기가 너무 좋아서, 바디 워시와 바디 로션에 섞어서 쓴다. 순환과 부종에 도움이 되라고 자몽과 사이프레스를 같이 섞어서 쓰기도 한다. 사타구니나 겨드랑이가 정체되었다고 느껴질 때도 자몽 에센셜 오일을 이용해주면 도움이 된다. 특히 여름에 데오드란트로 자몽과 로즈 제라늄을 섞어 쓰면 향기가 너무 좋다. 그리고 꾸준히 쓰면 혈색이 개선이 되기도 한다.

자몽 향기는 대부분의 여자들이 너무나 사랑하는 향기이다. 그것도 외적인 고민이 있는 사람들이라면, 자몽 향기와 항상 함께하는 것이 좋다. 자몽 향기는 거울 속의 내 모습 그대로를 사랑할 수 있도록 만들어준다. 그리고 자몽의 달콤한 향기는 몸의 무게뿐 아니라 마음의 무게, 삶의 무게도 내려놓게 도와줄 것이다.

05

내면아이와 연결시켜주는 향기
- 그린 만다린 -

내면아이는 당신의 기분과 에너지 수준에 따라 다양하게 나타납니다.
내면아이는 보통 행복하고 기쁨에 차 있으며 모험심이 강합니다.

– 김어진, 『내면아이 치유하기』 –

만다린은 오렌지과의 과일이다. 만다린은 여성스러운 시트러스 향기를 지닌다. 그중 그린 만다린은 아직 여물지 않은 초록색의 만다린 껍질에서 추출된다. 레드 만다린에 비해 좀 더 프레시하고 어린 듯한 향기가 난다.

개인적으로 요가에서 나타라자 아사나할 때 어울리는 향기이다. 나타라자 아사나는 춤의 왕 자세이다. 요가는 호흡과 명상으로 주로 이루어졌다고 생각하는 사람들이 많다. 하지만, 요가도 음악의 흐름에 따른 춤이 함께하기도 한다. 아사나로 이어져 있든, 그냥 마음대로 흔들거리는 몸을 느끼든. 그저 내면의 수련에서 오는 순수하고 맑은 환희이다.

그린 만다린 향기는 참 맑다. 계산 없이 맑고 적당히 덜 익은 느낌의 향기이다. 그린 만다린 향기는 우리가 한때 새로운 것에 대해 흥분했던 순수한 마음을 기억나게 한다. 즐거움과 단순함으로 돌아갈 수 있도록 해준다.

요즘 〈스트릿 우먼 파이터〉 프로그램이 인기를 끌었다. 나는 '댄서'라는 직업을 생각해본 적이 없고, '백댄서'가 익숙했다. 스트릿 댄스란 분야는 유명하고 부유하지 않은 직업이지만, 스트릿 댄서들은 성실하게 순수한 즐거움으로 살아가는 삶에도 만족해했다. 그리고 그것이 주목받는 순간이 온 것이다.

나도 참 몸치이다. 아무리 박자가 쪼개져도 절대로 그 박자를 맞출 수 없는 몸뚱아리다. 나는 잘 추든 못 추든 간에 어렸을 때, 텔레비전을 보면서 가수를 막 따라 하곤 했다. 어느 순간 리듬을 타는 나의 몸의 작은 움직임도 창피할 때가 많다.

몸을 움직인다는 것, 몸을 자유롭게 움직인다는 것. 그것은 댄스, 춤을 넘어 순수하고 즐거움을 표현하는 것이다. 우리는 성인이 되면서 많은 제한에 갇히게 된다. 그것이 생각이든 마음이든, 그리고 몸이든. 그리고 그것을 세련되지 않게 표현하는 것은 수치스러운 일이 되었다.

그린 만다린의 향기는 계산이 없다. 내가 있는 그 순간이 재밌음을 알게 해준다. 모든 사람들 한 명 한 명의 마음속에는 계산 없는 순수한 즐거움이 존재한다는 것을 알게 해준다. 그리고 그들이 가진 잠재력을 이끌어낸다. 무한한 기회에 접근할 수 있음을 알게 한다. 그리고 우리에게 기회를 준다. '너의 순수함을 끌어내 세상에 보여줘.'라고 말을 해주는 것 같다.

그린 만다린 에센셜 오일은 추출하기 전에 과육을 건드리지 않은 채 껍질만을 조심스럽게 긁어낸다. 그리고 조심스럽게 긁어낸 껍질에 함유된 에센셜 오일만을 추출하므로 생산 공정이 복잡하고 손이 많이 간다. 그래서 생산량이 아주 적고 귀한 오일 중 하나이다.

그린 만다린은 23% 이상 감마-테르 피렌 성분을 함유하고 있어 다른 시트러스 오일과 다르다. 시트러스 계열이 가지고 있는 리모넨 성분을 가장 적게 함유하고 있어, 감광성이 없는 것이 가장 큰 특징이다. 그린 만다린 오일은 다른 시트러스 오일과 달리, 바르고 햇빛을 봐도 무난한 오일이다.

그린 만다린이 많이 함유하고 있는 감마-테르피넨 케미컬은 티트리 오일과 유사한 기능을 한다. 염증을 제거해주고, 두드러기가 생기는 것을 방지하고, 케어하는 기능을 하는 데 도움이 된다.

그린 만다린 오일 또한 섭취할 때, 소화 기능에 많은 도움을 준다. 또한 순환기능을 훨씬 좋게 만들어주어, 부종을 케어하는 데 사용하면 좋다. 셀룰라이트를 케어하는 데도 도움이 된다.

그린 만다린은 임산부의 메스꺼움, 설사, 변비, 불면증 효과에 도움이 많이 된다. 또한 순환계통에 도움을 주므로 부종을 케어하는 데 안전한 오일이다. 부종을 케어해주는 사이프레스 오일은 임신 중에 사용하지 않는 것이 좋다. 그래서 나는 임신했을 때, 족욕에 그린 만다린 오일을 많이 이용했다. 다리도 가볍게 풀어주는 듯했다. 한번은 반신욕을 하려고 그린 만다린 에센셜 오일을 소금에 떨어뜨린 다음 욕조에 녹였다. 그리고 그 향기를 음미하며 목욕을 했다. 그런데 임신 중이라 피부도 예민했는지 허벅지 안쪽에 얇은 피부가 빨갛게 되기도 했었다. 주의해야 할 사항인 것 같다.

하지만 발목까지 오는 족욕에서는 향기를 너무 기분 좋게 잘 활용했다. 다리의 붓기도 많이 완화해주었다. 그리고 샴푸와 바디워시에도 그린 만다린 오일을 섞어놓고 사용했다. 임신할 때에 분비되는 피지를 효과적으로 조절해주는 듯했다. 그린 만다린 오일은 세정 효과도 좋다.

그린 만다린 향기는 여름에도 잘 어울린다. 특히 청귤 에이드에 한 방울 떨어뜨려서 먹으면 정말 고급스럽다. 그리고 시원한 페퍼민트 향기와 함께 디퓨징하면 청량한 기분이 들게 한다.

나는 그린 만다린과 네롤리 향기를 자주 섞어 사용한다. 시트러스 계열의 향기와 가벼운 시트러스 꽃의 향기의 궁합은 정말 좋다. 정말 기분이 많이 다운될 때는 그린 만다린과 네롤리의 조합도 추천해주고 싶다.

그린 만다린 향기는 두려움이 없었던 내면의 아이와 다시 만날 수 있도록 해준다. 어렸을 때의 나는 모든 것이 신기했고 설렘이 가득했다. 그리고 희망으로 가득 찼었다. 의사도, 변호사도, 선생님도, 대통령도 다 되고 싶었다. 그리고 그것이 다 내가 선택하면 이루어질 줄 알았다.

하지만 살아가면서 다른 사람에게 감정적인 상처를 받거나, 나 자신을 믿지 못하거나, 두려움이 많아진다. 하지만 그린 만다린 향기는 다시 그전의 상태로 돌아가야 한다고 깨워준다. 두려움은 일시적인 것이라고 알려준다. 그리고 세상은 감히 꿈꾸는 자들을 기다려주고 있다는 확신이 들게 한다.

그린 만다린 향기는 영혼에 희망과 설렘, 경이로움이라는 감정을 덧붙여준다. 혹은 되돌아가라고 말해준다. 그렇게 아무런 겁이 없는 순수한 내면 아이를 만나게 되었을 때, 완전한 삶을 위한 풍성함을 전해준다.

06

기쁨과 행복을 느끼게 해주는 향기
- 레몬 -

남들이 당신을 어떻게 생각할까 너무 걱정하지 마라. 남들은 당신에 대해 많이 생각하지 않는다.
당신이 동의하지 않는 한, 이 세상 누구도 당신이 열등하다고 느끼게 할 수 없다.

- 엘레노어 루즈벨트 -

아침에 미지근한 물 한잔에 레몬 에센셜 오일을 한 방울 톡 떨어뜨린
다. 향기를 음미하며, 레몬수를 마셔본다. 그리고 몸 안의 독소가 빠져나
가는 느낌이 든다. 몸과 마음도 가볍게 향긋한 기분으로 하루를 시작한
다.

레몬 에센셜 오일을 떨어뜨린 물은 레몬수처럼 시지 않다. 레몬 향기
가 있을 뿐이다. 하지만 레몬의 껍질에 있는 리모넨 성분으로 우리는 신

체적으로 많은 도움을 받을 수 있다. 가벼운 리모넨 성분은 가벼운 향기를 낸다. 우리의 몸이 가벼워질 수 있도록 혈액 순환을 원활하게 한다. 위와 장의 기능을 개선한다. 그리고 노폐물을 배출할 수 있도록 도와준다.

레몬 향기는 나름대로 익숙하다. 오렌지보다는 신 느낌이지만, 라임보다는 달콤한 향기이다.

레몬의 강렬한 노란색은 집중시키는 힘을 가지고 있다. 어린이 보호구역이나 유치원 차량은 노란색이다. 그만큼 주의 집중을 하라는 뜻이다. 레몬의 노란색을 떠올리기만 해도 우리는 집중할 수가 있다. 레몬이 주는 이미지는 집중의 의미이다. 레몬 향기는 마음을 사로잡고 집중력을 높여준다.

레몬 향기는 자아에 집중할 수 있게 하는 힘을 가지고 있다. 가벼운 레몬 향기는 나 자신에게도 집중할 수 있도록 한다. 내 자아에 집중하며, 자존감을 잘 형성했을 때 우리는 외부의 요인에 영향을 덜 받을 수 있다. 나 자신을 신뢰할 수 있는 힘을 만들어준다. 미래에 대해서도 자신감이 있다. 항상 꿈을 꾸는 희망찬 상태로 만들 수 있다.

자존감이 떨어진 사람은 현실에서 만족을 찾는다고 한다. 일단 안전해
야 한다고 믿기 때문이다. 하지만 자존감이 높은 사람은 도전하는 데 망
설임이 없다. 그 도전의 실패에도 좌절하지 않고 방법을 찾아 성장해간
다. 그 성장하는 기쁨이 삶의 원동력이 된다. 다양한 경험을 통해서 삶을
제대로 음미할 줄 알게 된다.

레몬 향기는 다른 사람들의 눈치를 많이 보는 사람 혹은 다른 사람의
힘을 이용하려는 사람들에게 필요하다. 그런 사람들은 자신을 신뢰하지
못하는 경향이 있기 때문이다. 나 자신에 대한 믿음이 있을 때는 내가 원
하는 것을 내가 해볼 수 있다는 자신감을 갖게 된다. 그리고 나 자신을
위한 의도임을 정확하게 인지한다. 그렇기 때문에 다른 사람을 위해 사
는 일은 없게 된다. 또한 다른 사람의 힘을 이용할 필요도 없게 된다.

남을 이용하는 사람은 똑똑하고 자존감이 높을 것이라 생각할 수 있
다. 하지만. 내면의 힘이 부족해서 다른 사람을 이용하는 것이다. 자신을
신뢰하는 사람은 먼저 행동한다. 자신이 경험한 것을 나누어준다. 컬러

테라피에서 노란색은 행동하는 힘이다. 그리고 많은 정보를 받아들이고 경험한다. 그리고 그것을 나누어준다. 자신 안의 노란색의 컬러를 꺼내게 해줄 수 있는 것이 레몬 향기가 되겠다.

레몬 향기는 학생들의 학습 문제에도 도움을 줄 수 있다. '나는 공부를 못해.'라는 자기 판단을 지워준다. 또한 다른 사람의 부탁을 잘 거절 못하는 사람들에게도 도움을 줄 수가 있다. '내가 저 사람의 부탁을 들어주지 않으면 나를 싫어할 거야.'라는 불안감을 지워준다. 별다른 일 없이 사과하는 사람들의 특성도 마찬가지이다. 레몬 향기는 어떤 상황에 있어서도 자신이 잘못했다고 생각하는 사람의 판단을 바꿔준다. '나는 저 상황에서 저럴 만했어.'라는 자기 신뢰를 생기게 한다.

항상 고민이 많고 생각이 많은 사람들에게도 도움이 된다. 자기 신뢰를 통해 고민을 줄이고 실행할 수 있게 한다. 상큼하고 명료한 향기는 생각의 혼란을 제거한다. 정신적인 피로감을 상쇄시켜준다. 어떠한 일을 추진할 때의 에너지를 회복시켜준다. 자신감으로 가득 찬 자신의 생각을 실현할 수 있는 힘을 부여해준다. 내가 지금 당장 해야 할 과제가 있다면 레몬 향기를 맡거나, 레몬수를 마셔주는 것이 좋다.

나는 생각이 정말 많은 사람이다. 행동은 빠르게 결정하고 추진하는 듯 보이지만, 그 전에 무수히 많은 생각을 한다. 어차피 행동과 결과는 똑같을 것인데, 생각을 왜 이렇게 많이 해서 에너지를 소비하는지 모르겠다. 하지만 그것이 나의 내면의 색깔이다.

나는 나의 내면의 생각이 많은 색깔을 인지하고 있기 때문에 나를 보완해줄 레몬 오일이 그렇게 좋나 보다. 고민을 줄여주고 실행할 수 있도록 만들어주는 힘이 나에겐 필요하기 때문이다. 에센셜 오일의 감정을 공부하기 전엔 몰랐지만, 공부하고 나니 퍼즐이 맞춰진다. 내가 레몬 향기를 좋아했고, 항상 들고 다녔던 이유가 여기에 있었다.

레몬 에센셜 오일은 내가 정말 실생활에서 가장 많이 활용하는 오일이다. 레몬 에센셜 오일의 향기 자체가 나의 기분을 향기롭게 만들어준다. 레몬 오일은 스티로폼도 바로 녹일 수 있는 강력한 세정제가 된다. 스티로폼, 플라스틱을 녹여주기 때문에 플라스틱 컵이나 텀블러에는 레몬 오일을 넣지 않는 것이 좋다. 이 강력한 레몬 오일은 나무의 잎에 떨어뜨리면 잎이 녹지 않고 반짝반짝 깨끗해지니, 살아 있는 우리에게 얼마나 좋은 세정 오일인지 모른다.

레몬 오일로 부엌에 기름때를 제거하는 데도 큰 도움을 받는다. 스티커가 제거되지 않을 때에도 레몬 오일을 이용한다. 화장실의 때를 제거하는 데에도 레몬 오일을 이용한다. 화장실을 레몬 오일과 함께 청소한다면, 금방 생기는 주황색 물때가 생기지 않는다. 샴푸와 바디워시, 폼클렌징, 치약에도 레몬 오일을 넣어준다. 특히 치아 미백에 레몬 오일이 정말 큰 도움을 준다.

레몬 오일은 음식으로도 정말 많이 활용할 수가 있다. 비린내가 나는 생선에 레몬 오일을 떨어뜨려주면 좋다. 또한 샐러드에 레몬 오일을 떨어뜨려 먹기도 한다. 겨울에는 레몬 꿀차를 타서 먹어주어도 좋다.

레몬 향기와 함께하면 리프레쉬한 효과로 정신과 기분을 맑게 해준다. 정신적인 피로를 극복해준다. 머릿속이 복잡할 때도 향을 맡으면 생각을 보다 쉽게 정리할 수 있다. 감정적으로 격앙되어 있을 때처럼 지나치게 긴장되어 있을 때도 완화해준다. 그 에너지로 나의 숙제들을 처리할 수 있도록 도와주며, 좋은 결과를 가지고 오게 한다. 레몬 향기를 맡으면 기쁨과 행복을 느낄 수 있다.

07

무한한 지혜에 둘러싸여 있음을 알게 해주는 향기
- 로즈마리 -

내면의 지혜를 듣는 일은
근력처럼 훈련을 통해 강화된다.

- 로비게스 -

로즈마리 식물은 낯설지 않다. 로즈마리 허브를 키우는 사람도 많다. 로즈마리로 스머지 스틱을 만들어 향기를 맡기도 한다. 로즈마리 향기는 상쾌하면서 진한 풀 향이 난다.

'나를 잊지 마세요.'라는 꽃말처럼 로즈마리 향기는 기억력을 강화하는 데 도움이 된다. 신선하면서도 강한 허브향을 지닌 로즈마리는 '학자의 허브'라는 애칭이 있다. 뇌를 자극하여 두뇌를 활성화하는 데 도움을 준다. 또한 기억력을 증가시켜준다. 그래서 시험을 앞둔 사람들이 사용하면 도움이 된다.

현대 사회는 한 자녀, 두 자녀 가정이 많다. 예전보다 물질적으로 풍요한 시대에 부모님들은 이 한 명, 두 명의 자녀에게 헌신한다. 자신이 예전에 누리지 못했던 교육을 마음껏 시킨다. 그리고 이들의 학습 능력, 두뇌 개발이 원활하게 이루어지기를 바란다. 이게 조금 지나치면, 아이들에게 공부를 잘하라는 기대감으로 아이들에게 잔소리를 하게 된다.

물론 부모님들의 마음이야 한결같아서, 내 아이는 머리가 좋은 것 같아서 조금만 공부해도 잘할 것이라고 생각한다. 그리고 공부를 잘하고 좋은 직장에 들어가길 원한다. 하지만 요즘 아이들의 입에서는 '내 꿈이 뭔지 모르겠어요.', '내가 무엇을 해야 할지 모르겠어요.'라는 말을 많이 나온다. 공부가 아니면 일반적으로 좋게 여겨지는 직업을 가져야만 최고의 삶이라고 생각한다.

우리가 다음 세대의 번영을 위해서 놓치지 않아야 할 것이 있다. 우리가 아이들에게 물려줄 것은 시험 성적이 아니다. 두뇌를 온전하게 원활하게 활용하는 방법인 지혜를 전수해주는 것이다. 아이들의 머릿속에 지혜가 장착되면 앞으로 무한한 잠재성의 미래를 예약한 것이나 다름없다.

이들에게 있어 성적이라는 지식도 두뇌 개발에 중요하다. 하지만 더 중요한 것은 진정한 지성과 지식의 개발이다. 로즈마리 향기는 인간의 마음보다 훨씬 더 넓은 이해의 공간을 가지게 한다.

그리고 그곳에서 자신이 발휘할 수 있는 능력의 지식을 쌓을 수 있게 도와준다. 정신의 확장을 가져온다. 그리고 새로운 정보와 새로운 경험을 받아들일 수 있게끔 도와준다.

우리집은 아이들 놀이방에 나의 컴퓨터 책상이 있다. 아이들 놀이방에는 학습지 선생님과 공부할 책상과 의자가 있다. 아이들은 엄마가 있는 곳을 좋아한다. 그래서 내가 공부하느라 컴퓨터에 앉아 있으면, 아이들이 놀이방에 들어온다. 그리고 책상 위에 스케치북을 펴기도 하고, 남은 학습지 숙제를 하기도 한다. 나는 늘 이곳에 로즈마리 오일 3방울, 레몬 오일 3방울을 디퓨징한다. 아이들이 좋아하는 물감 놀이를 할 때에도 상상력과 창조력을 충분히 발휘할 수 있게끔 에너지를 부여해준다.

실제로 학습기의 아이들 공부방에 로즈마리와 레몬 향기를 디퓨징하면, 시험 성적이 향상된다고 한다. 학교 공부를 굳이 따라갈 필요가 없다고 이야기하는 것이 아니다. 아이들의 무한한 잠재적 능력을 발휘할 수 있는 두뇌 파워를 로즈마리 향기가 도와줄 수 있다는 것이다.

로즈마리 향기는 지식과 전환의 의미를 가지고 있다. 우리는 살아가면서 내가 알았던 것들이 사실이 아닐 때를 경험한다. 나에게 있어 제일 큰 경험은 '성실하게 사는 게 다가 아니다.'라는 사실이었다. 과거에는 은행의 이율이 높아 직장에 다니며 저축하면, 집을 살 수가 있었다. 그리고 안정적인 노후를 보낼 수도 있었다. 하지만 급격한 현대의 변화로 지금은 성실하기만 하면 '풍요롭게 살 수가 없다'는 것을 깨달았다.

그동안 알고 있었던 사실이나 현상에 대해 받아들이는 속도는 사람마다 다르다. 빠르게 받아들이고 그 변화에 적응하여 사는 사람이 있는가 하면, 그래도 받아들이지 못하는 사람들이 있다.

로즈마리 향기는 전환에 있어서 큰 지혜를 준다. 우리의 현실이 어디에 있는지 받아들이게 한다. 그리고 그것에 맞는 적절한 우선순위를 재배치하게 한다. 그리고 도전하게 도와준다.

로즈마리 향기는 우리가 완전히 이해해야 할 진정한 지식에 기인한다. 로즈마리 향기는 아이들의 두뇌 활동, 학습 능력의 향상을 도와준다. 그리고 젊은 세대의 사고 전환의 과정에 많은 도움을 준다. 그리고 시니어 층에는 젊은 세대에 지식과 경험을 전달할 지혜를 부여해준다.

우리는 지혜롭고 현명하기를 바란다. 그것이 우리의 진정한 두뇌의 쓰임일 것이다. 시니어 층에 적용된 로즈마리 향기는 지혜와 현명함을 부여해준다. 다음 세대에 그동안의 축적했던 인생의 경험을 올바르게 나누어주는 방법을 알 수 있도록 도와준다.

나이가 들면 건망증이 심해진다. 혈액 순환이 더디어진다. 뇌에 혈액의 공급이 이전보다 덜 가게된다. 그리고 계산 능력과 판단 능력도 흐려진다. 두뇌의 활동은 몸을 움직이는 것과 같이 관리해야 한다. 그렇지 않으면, 치매에 걸릴 수 있다.

로즈마리 향기는 치매 예방에도 도움을 준다. 그들이 가지고 있는 인생의 황금 같은 경험들이 육체적 노쇠에 의해 우리에게 전달이 되지 않는다는 건 안타까운 일이다. 로즈마리 향기는 육체에 신선함을 더해준다. 또한 그들의 두뇌의 활동을 도와주고, 지혜로움과 현명함을 전수할 수 있게 해준다.

실제로 로즈마리 에센셜 오일은 우리 몸의 혈액 순환에 도움이 된다. 심장을 자극하여 혈행을 개선한다. 무기력하거나, 몸이 무거울 때 로즈마리 향기를 맡는 게 좋다. 음용할 수 있는 에센셜 오일은 한 방울씩 먹어주기도 한다. 단, 고혈압이신 분들에게는 권하지 않는다.

또한 소화 기관을 원활하게 해준다. 그래서 소고기, 돼지고기, 닭고기 등에 맛과 향을 더하기 위해 아주 소량 넣어준다. 정말 고급스러운 요리를 먹는 느낌이 난다. 나는 소고기를 구울 때 나오는 기름에 로즈마리 에센셜 오일을 젓가락을 콕 찍어 섞어 한 번 더 구워준다.

로즈마리 에센셜 오일은 두피와 모근 강화, 탈모 예방에도 도움이 된다. 그래서 샴푸에 로즈마리 30방울, 시더우드 30방울을 넣어 사용한다. 탈모가 고민인 사람들에게 정말 도움이 많이 된다.

태어나면서부터 지혜로운 사람은 아무도 없다. 지혜로운 사람은 자신의 두뇌가 뛰어나다고 단정하지 않는다. 항상 자신이 부족함을 안다. 그리고 겸손한 자세로 공부를 한다. 그 공부가 무엇이든 어떤 방법이든 상관하지 않는다. 독서를 하는 것도 공부이다. 세상을 살아가면서 새로운 경험을 하는 것도 공부이다. 그리고 나의 경험을 나누는 과정도 공부이다. 그리고 성장한다.

지혜로운 사람은 우리는 결국에 죽는다는 것을 안다. 어리석은 사람은 눈앞의 즐거움을 쫓는다. 유대인의 말에 결혼식장에 가는 것보다 장례식장에 가는 게 낫다고 한다. 삶의 유한함을 깨닫는 삶이 지혜로운 삶이다. 유한한 삶 속의 수많은 고뇌와 번민을 해결하는 데 로즈마리 향기가 도움을 줄 것이다. 로즈마리 향기는 우리가 무한한 지혜에 둘러싸여 있음을 알게 해준다.

08

잠재적 빛을 발견하게 하는 향기

- 멜리사 -

크게 생각하고 크게 살아야만 자신의
삶과 일에서 진짜 잠재력을 경험할 수 있다.

- 게리 켈러, 『원씽』 -

멜리사 향기는 청량하면서도 진한 풀 향이다. 멜리사는 레몬밤으로 잘 알려져 있다. 마트에 가면 레몬밤 분말가루를 심심치 않게 볼 수 있다.

멜리사는 남유럽과 지중해, 스페인, 프랑스 등지에서 자라며, 달콤하고 신선한 시트러스 향기를 지니고 있다. 꿀벌들이 좋아해서 그리스어로 '꿀벌'이라는 의미의 '멜리사'로 이름 지어졌다. 멜리사는 가장 희귀하고 값비싼 오일 중 하나이다.

멜리사 오일이 비싸서 굳이 사보려고 하지 않았다. 그런데 아로마 테라피를 잘 알려주시는 김유하 선생님이 멜리사를 정말 중요한 일 앞두고 매일 한 방울씩 14일 동안 먹으면 그 일이 성사될 수 있다고 알려주셨다. 그 후로 멜리사에 급격한 호기심이 갔다.

오일의 감정에 대해 공부하면서 멜리사는 정말 나에게 없어선 안 될 향기라는 것을 깨달았다. 멜리사는 내 안의 잠든 거인을 깨워주는 향기였다. 내 안의 잠든 거인을 아는 사람들은 많지 않다. 나는 무의식적으로 억눌려 있었던 내 안의 잠재적 가능성을 발현하지 못함이 항상 답답했었다.

우리는 겸손해야 한다고 가르침을 받았다. 우리는 스스로를 과소평가하는 삶을 배웠다. 그리고 현재에 만족하는 안분지족의 삶이 옳다고 알고 있다. 위험한 도전은 삶을 망치게 한다는 두려움을 배웠다. 대부분의 사람들은 내 안의 거인을 보는 법을 배우지 못했다.

멜리사 향기는 우리 자신에게 질문을 던진다. 당신은 누구인가요? 당신은 왜 지구에 왔나요? 사람의 삶에 대한 본질적인 질문이 던져질 순간은 수많은 경험과 고통 뒤에 온다. 내가 지금 살기 편하고, 행복하다면 그대로를 즐기면 된다. 하지만 내가 지금 삶이 불행하고 내면의 전쟁이 지속된다면 우리가 살아가는 이유부터 찾아야 한다.

우리는 모두 영혼이었다. 그리고 그 영혼은 우주의 빛이었다. '육체'라는 옷을 덮어쓰고 우리는 지구에 도착했다. 지구에 도착한 우리는 무엇을 해야 할까? 정말 무한히 큰 우주에서 온 우리는 작은 지구에 도착해서 겨우 먹고살기만 하다 갈 것인가.

질병과 가난, 그리고 죽음이라는 것이 인간의 두려움을 만든다. 대부분의 사람들은 이 두려움에 떨다가 아무것도 하지 못하고, 즐기지 못하고 떠나게 된다. 그런 삶은 내가 과연 우주에서 사람으로 살라는 기회를 얻게 되었을 때, 너무 아깝지 않은가. 어차피 육체는 모두 자연으로 되돌아간다. 한 번뿐인 인생에 우리는 영혼이 지구라는 곳에 와서 색다른 경험을 통해 행복과 기쁨을 누리고 즐길 수 있게 해야 한다.

멜리사 향기는 개인의 내면의 두려움을 넘어서게 만들어주는 힘을 가지고 있다. 삶의 부담에 짓눌려 있을 때에도 멜리사는 우리를 계속 격려해준다. 그것이 삶을 사는 이유라고. 포기하지 말라고 격려해준다.

실제로 중국에서는 멜리사 오일을 소극적인 사람에게 권했다고 한다. 근심과 걱정으로 잠을 못 이루는 사람들에게도 많은 도움을 준다. 멜리사 향기는 부정적인 감정을 긍정적으로 전환하는 데 도움을 준다. 그리고 잠을 편안하게 푹 잘 수 있도록 도와준다고 한다. 잠을 못 자는 사람들은 멜리사 오일과 시트러스 계열의 오일을 함께 섞으면 도움이 된다.

멜리사 향기는 우리 안의 거인을 만나게 한다. 우리의 잠재력을 최대한 발휘할 수 있는 힘을 준다. 그것을 방해하는 모든 것들을 제거한다.

그것을 방해하는 것은 바로 우리의 생각이다. 두려움을 가지고 있는 생각만 제거된다면, 우리는 앞으로 나아갈 수 있다. 멜리사 향기는 마음과 영혼의 가장 깊은 곳에 도달하여 힘과 활력을 준다.

나는 차크라를 공부하면서 보이지 않는 에너지 차원이 현실의 물질세계에 나옴을 알게 되었다. 보이지 않는 에너지는 우리가 만들어내는 주파수이다. 그 주파수는 우리의 생각에서 나온다. 그리고 그 주파수는 우리의 육체의 에너지를 만들어낸다. 주파수가 낮으면 우리 몸에 질병들로 나오게 된다.

실제로 멜리사 오일은 포진에 도움이 많이 된다. 나는 어렸을 적부터 입술 포진을 달고 살았다. 포진은 몸의 면역력이 떨어졌을 때 나오는 수포이다. 항상 포진이 나오고, 그것이 번지지 않고 가라앉길 기다렸다. 정말 심한 스트레스를 장기가 받게 되면 대상포진에 걸린다.

멜리사 오일은 활성산소를 제거하여, 유해균으로부터 우리 몸을 보호한다. 특히 독감, 헤르페스 등의 항바이러스 작용에 뛰어나다. 특히 헤르페스 치료제로 많이 쓰이는데, 성인의 경우 원액을 직접 수포에 바르게 되면 24시간 이내에 사라지기도 한다. 대상포진에 경우에는 로즈와 멜리사를 블렌딩하여 관리하면 도움이 된다.

멜리사 오일은 샐러드에도 살짝 섞으면 신선한 맛이 나고 좋다. 또한 빵을 만들 때에도 살짝 첨가하면 고급스러운 맛이 난다. 소스나 오믈렛, 육류나 생선 등 각종 요리의 풍미를 더할 때에 사용해도 좋다.

나는 요가, 필라테스 강사, 그리고 트레이너 생활을 하면서 체력이 약하면 멘탈이 약해진다고 생각했다. 몸과 마음은 연결되어 있음을 알고 있었다. 하지만 우선순위를 어디에 두느냐는 닭이 먼저냐 달걀이 먼저냐의 문제이기도 한 것 같다.

요즘의 나는 생각의 에너지가 육체의 에너지에 더 많은 영향을 끼친다는 생각이 든다. 그렇다고 해서 육체의 에너지가 중요하지 않다는 건 아니다. 정신과 육체의 에너지가 서로 잘 발달되고, 유기적으로 협력이 될 때 우리는 편안한 삶을 살 수 있다.

그리고 정신과 육체의 에너지가 발달되고 나면, 자연스럽게 영혼의 에너지로 관심이 생기게 되는 것 같다. 요가를 할 때에도 지금의 아사나가 힘들면 호흡하기 바쁘다. 근육통을 견뎌내는 것에 집중한다. 하지만, 아사나가 어느 정도 익숙해질 때면, 호흡을 안정적으로 하게 된다. 그 순간 우리 내면에 있는 빛을 깨닫게 된다.

향기의 세계에서도 멜리사 향기는 신은 바로 내 안에 있음을 알게 된다. 그리고 내가 지구에 온 이유, 내가 이번 생에서 해야 할 일에 대한 사명감을 깨닫게 한다. 크게 생각하고 크게 살아갈 수 있도록 만들어준다. 삶을 무한히 즐길 수 있는 영혼의 에너지를 발달시킨다. 그렇게 내 안의 잠재력을 일깨워준다.

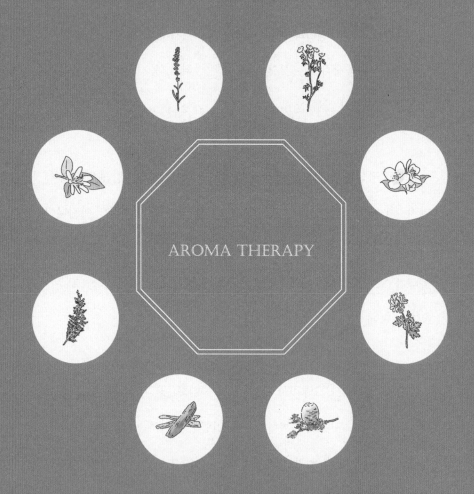

AROMA THERAPY

5
장

。

AROMA THERAPY
─────────────────
향기를 통해 나를 찾아가는 여행

결국
부드러움이
강함을 이긴다

01

불안한 마음을 안정시켜주는 향기
- 라벤더 -

라벤더는 인간의 육체는 물론 정신적인 면까지 아우르는 종합적인
웰빙 생활을 만들어줄 수 있으며 우리 건강의 가장 큰 기여자가 될 수 있다.

- 마설 티설랜드 -

꿀풀과 식물인 라벤더는 신비스럽고 매력적인 보랏빛 꽃으로 수많은

사람들의 마음을 사로잡아왔다. 우리에게 라벤더 향기는 낯설지 않다.

우리가 일상생활 속에서 어렵지 않게 만나는 향기 중에 하나이다. 섬유

유연제, 룸 스프레이, 샴푸, 바디워시 등등 라벤더 향기가 곳곳에 스며들

어 있다.

하지만 진짜 높은 고도에서, 꽃잎에서만 추출된 라벤더 에센셜 오일의

원액의 향기를 맡아본 적이 있는지 모르겠다. 정말 진하고 묵직한 꽃내음이다. 조금 더 깊숙이 코를 대고 맡다 보면 머리가 핑 도는 느낌도 난다.

가끔 라벤더의 꽃잎과 꽃대에서 추출한 에센셜 오일도 볼 수 있다. 그 에센셜 오일은 라반딘이라고 부른다. 라반딘 향기는 진한 라벤더의 꽃의 향기와, 약간의 풀내음이 섞여 있다. 우리가 진정한 이완과 숙면의 효과를 누리고 싶다면, 어거스트리아 라벤더라는 학명을 지닌 에센셜 오일을 이용하는 것이 좋다. 이 에센셜 오일 안에는 에스테르 성분이 80%나 함유되어 있다. 심장에 깊은 이완을 가져다준다.

그래서 때로는 저혈압인 사람들은 라벤더의 향기가 부담스럽게 느껴지는 경우도 있다. 하지만 라벤더 에센셜 오일의 화학 구조는 아이들도 쓸 수 있는 안전한 케미컬이기 때문에, 가장 기본적으로 이용되기도 한다.

라벤더 향기는 마음을 깊숙이 이완해준다. 라벤더는 사람들 사이의 의사소통에 있어 어려움을 겪는 사람에게 도움을 준다. 심장의 이완과 치유를 통해 자신의 속마음을 얘기할 수 있도록 도와준다. 그것도 격한 형태가 아닌, 부드러운 형태로 전달할 수 있도록 도와준다. 라벤더 향기가 서로에게 같은 공간 속에 퍼져 나간다면, 서로의 마음을 열 수 있도록 도와주고 있는 것이다.

생각보다 진정한 라벤더 향기는 깊은 이완을 주기 때문에, 사람들이 생활하는 환경에 디퓨징하는 것보다 저녁에 이용하기를 권한다. 그래도 가끔 나와 심장이 서로 통하여 마음을 열고 싶은 사람이 있다면, 한마디의 말보다 라벤더 한 방울을 손바닥에 떨어뜨려주는 것이 좋다. 서로의 손바닥은 심장을 대신해준다.

라벤더 향기는 마음을 안정시켜주고 창의적인 발상을 하는 데에 도움을 준다. 그리고 간단한 상처 치료와 염증 치유에 도움을 주며 불면증 개선과 신경 안정 효과까지 가진 라벤더 에센셜 오일의 광범위한 효능이 고대 그리스 · 로마 시대에서부터 이미 입증되었다.

마음이 불안정해서 잠이 오지 않을 때 라벤더 향기를 맡아주는 것이 좋다. 요가에서도 무난하게 이용할 수 있다. 라벤더 오일을 코코넛 오일에 섞어 목 뒤에 발라준 후, 두 눈을 감는다. 그리고 나의 몸 곳곳을 살펴봐주는 것이 좋다.

나의 새끼발가락, 네 번째 발가락… 나의 배꼽, 갈비뼈, 오른쪽 어깨, 팔, 손가락… 목… 정수리까지 라벤더 향기를 맡으며 나의 몸 하나하나를 살펴보다 스르륵 잠에 들 것이다. 나의 몸을 살펴보는 것, 그리고 나의 마음을 살펴보는 일에 라벤더 향기가 함께해주면 좋다. 심장과 마음을 진정시켜 전체적인 이완의 효과를 준다.

우리가 불안한 상황에 마주했을 때도 나의 몸을 먼저 살펴보길 바란다. 지금 이 상황에 굳이 집중하는 버릇을 버리는 편이 낫다. 어떻게 헤쳐나가지, 앞으로 어떻게 될 건지를 고민하는 것을 멈춘다. 그리고 나의 몸이 긴장했을 때 어떻게 되는지 살펴본다. 내가 심장이 지금 빨리 뛰고 있구나, 내가 지금 오른쪽 다리를 떨고 있구나….

나의 마음의 불안함을 인지한다. 그리고 몸에 힘을 빼보려고 노력하고, 심호흡한다. 이때에 라벤더 향기가 함께해주면 좋다. 그러다 보면, 같은 상황이라도 그 전보다 심각한 일은 아닌 것처럼 느껴지게 된다.

아로마 테라피 자격증을 공부하면 반드시 나오는 내용이다. 르네모리스 가테포세는 화학자였다. 그는 실험 중 폭파 사고로 인해 팔에 큰 화상을 입었다. 그때 옆에 있던 라벤더 정유에 손을 집어넣었다고 한다. 팔을 쏘는 듯한 통증이 금세 사라지고, 피부도 진정되었다고 한다. 발레 박사 또한 화상 치료에 라벤더를 사용하여 동일한 효과를 보았다고 한다. 화상의 흔적 없이 라벤더 에센셜 오일만으로도 회복되었다.

『라벤더, 빛의 선물(The Magic and Power of Lavender)』의 공동 저자 마기 티설랜드는 주저하지 않고 '인간의 건강과 웰빙을 위한 가장 중요한 기여자'로 '라벤더'를 꼽았다. 또 다른 저자인 모니카 위네만 역시 이 책을 통해 라벤더의 마법과 힘에 대한 매혹적인 비밀을 소개하는 것을 제1목적으로 삼았다.

티설랜드는 "수년 동안 나는 수많은 문제와 조건들 속에서 여러 다양한 방법으로 라벤더를 사용했습니다. 비록 라벤더가 일상적으로 사용되는 많은 에센스 중의 하나일 뿐이지만, 나에게는 라벤더는 다양하게 사용할 수 있는 가장 신뢰할 수 있는 에센스입니다. 라벤더는 피부에 순하고, 정서적으로 부드러우면서도, 항생제와 신경 안정제에 버금가는 강력한 효과를 가지고 있습니다. 라벤더의 아름답고 매혹적인 향기에 더불어 하나 더 말을 보태자면, 나는 짧게, 라벤더는 인간의 건강과 웰빙을 위한 가장 중요한 기여자라고 말하고 싶습니다. 내 마음속 깊은 곳으로부터 이 놀라운 선물의 창조자에게 감사드립니다."라고 말했다.

라벤더 에센셜 오일은 생활에 다양하게 활용하면 좋다. 라벤더 에센셜 오일의 에스테르 화학 성분은 진정, 이완, 보습의 효과를 준다. 나는 샴푸에도 바디워시에도 라벤더 에센셜 오일을 꼭 넣어준다. 아이들을 씻길 때도 마찬가지이다.

그리고 저녁 샤워 후 바디로션에도 라벤더 향기는 꼭 함께한다. 편안한 마음과 더불어 숙면을 취할 수 있도록 도와주기 때문이다. 라벤더 에센셜 오일은 품질이 정말 좋다면, 신생아와 함께해도 좋다. 단 용량은 정말 주의해야 한다.

나는 6개월 된 아기에게, 캐리어 오일 10ml에 라벤더 한 방울, 프랑킨센스 한 방울 넣어 발바닥에 발라 마사지를 해준다. 가끔 한 번은 오일로 몸 전체를 마사지해주기도 한다. 예민한 큰아이의 경우는 몸 전체에 캐리어 오일 30ml에 5방울의 라벤더 에센셜 오일로 마사지하고 난 날은 잠을 푹 잔다. 그렇게 원기 충전을 하게 해준다.

　많은 사람들이 사랑하는 라벤더 오일을 마음이 불안정할 때 꼭 이용해 보길 바란다. 불안한 마음을 진정시키고, 사람들과 진솔된 소통을 할 때에 도움이 된다. 우리의 몸과 마음의 건강을 유지하며 잘 살아가는 데 있어 많은 도움을 주는 것이 라벤더 향기이다.

02

삶의 목표를 깨달을 수 있게 하는 향기
- 로만 캐모마일 -

만약 당신이 행복한 삶을 원한다면,
사람이나 물건이 아니라 당신의 목표에 집중해라.

- 알버트 아인슈타인 -

당신은 삶의 목표가 무엇인지 생각해본 적이 있는가? 삶의 목표뿐 아

니라 내가 하는 일상의 모든 행동의 목표를 생각해본 적이 있는지 물어

보고 싶다. 아이를 키우는 아기 엄마라면, 양육의 목표가 무엇인지 아는

지 물어보고 싶다. 직장인이라면, 직장에서 내가 하는 일의 최종적인 목

표는 무엇인지 아는지 물어보고 싶다.

너무나 심한 스트레스, 공황 상태에서는 내가 지금 하고 있는 일이 무

엇인지 모를 때가 많다. 내가 왜 살고 있는지도 생각할 겨를이 없다. 그냥 하루하루 삶을 버텨내고 있을지도 모른다. 왜 그렇게 버티며 살고 있는지 알고 있지도 않을 때가 많을 것이다.

삶의 목표라는 것은 거대하게 느껴진다. 하지만 삶의 목표를 생각하며 살아가는 삶은 분명 한 치 앞을 내다보고 사는 사람과 다를 것이다. 가장 다른 것은 마음과 태도가 될 것이다. 로만 캐모마일 향기는 지금 한 치 앞도 모르고 겨루며 살아가는 사람들에게 도움을 줄 수 있다.

로만 캐모마일에서는 깊은 꽃내음과 사과 같은 새콤한 향기가 난다. 로만 캐모마일은 중추신경을 진정시키는 효과가 뛰어나다. 그래서 외부에서 들어오는 자극을 차단하고 감각을 마비시키는 듯한 느낌도 난다. 그렇게 외부의 나쁜 감각을 강제 종료해버린다. 그리고 나의 진정한 목표를 다시금 깨달을 수 있도록 도와준다.

사람들에게 삶의 목표가 무엇이냐고 물어보았다. 어떤 사람들은 대가를 바라지 않는 맹목적 사랑을 위해 산다고 한다. 그것이 자신의 심장에 설렘을 부여해준다고 말한다. 어떤 사람들은 돈에 집착하지 않을 만큼

벌고, 적당히 먹고 싶은 것 먹고 사는 삶이 목표라고 말한다. 그리고 아기 엄마들은 아이가 잘되기를 바라며 산다고 한다.

대부분은 삶의 목표를 행복에 두고 산다. 행복할 수 있는 삶에 대해서도 의견이 분분하다. 평범한 삶이 행복이라고 하기도 한다. 평범하게 살다가 집에 큰일이 생겨 돈이 부족한 삶을 살았던 사람에게는 돈이 많은 삶이 행복이라고 하기도 한다. 부모가 없었던 사람은 자신의 자식에게 부모 노릇을 하는 게 가장 큰 행복이라고 하기도 한다.

이 모든 삶의 목표 중, 누구의 말이 맞고, 틀리고는 없다. 모든 사람들은 자신의 환경 속에서 나름의 살아가야 할 이유를 정한다. 그리고 그것을 이루기 위해 하루하루를 살아간다. 나의 삶의 목표를 생각한다면, 내가 지금 현재 겪고 있는 상황들과 스트레스들은 지나가는 과정일 뿐이라고 생각하면 된다. 그러면 지금 겪고 있는 괴로움이 다소 줄어들 것이다.

로만 캐모마일 향기는 이렇게 삶의 목표를 다시금 생각할 수 있게 한다. 그리고 지금 당신의 상황의 불행은 삶의 목표에 다다르기 위한 하나의 지나가는 과정임을 알 수 있게 해준다. 우리가 주로 사용하는 캐모마일 에센셜 오일은 대표적으로 두 가지 종류가 있다. 로만 캐모마일과 저먼 캐모마일이 주로 에센셜 오일로 쓰인다.

저먼 캐모마일은 상대적으로 꽃잎이 짧고 길다. 저먼 캐모마일 향기는 동물성 발삼 느낌이 난다. 주요 성분은 카마쥴렌이다. 카마쥴렌은 항염과 항히스타민의 효과가 뛰어나다. 또한 아쥴렌이라는 성분은 깊은 푸른색을 띈다. 진정, 항염, 항균 효과가 뛰어나다. 피부의 진정 보습에 효과를 보이며 근육통에도 많은 도움을 준다.

로만 캐모마일은 저먼 캐모마일보다는 약간 크다. 고대 그리스 사람들은 대지의 사과라는 뜻인 카마이 멜론이라고 부르기도 했다고 한다. 달콤하고 새콤한 향기가 느껴져서 사과 같은 향기가 난다고 한다. 주요 성분은 안젤이사부틸로 피부에 항염과 부드러움을 선사해준다. 특히 알레르기성 피부염과 가려움증에 큰 도움을 준다. 또한 에스테르 성분으로 마음의 깊은 진정과 이완 효과에 더 큰 도움을 준다.

우리 아이들은 아토피 피부염이 있어서, 처음에는 라벤더로 관리하였었다. 그래도 조금 더 진정 효과를 위해 로만 캐모마일 오일을 로션에 섞어 발라주었다. 그랬더니 3년 동안 아토피 때문에 다녔던 병원들을 두 달 만에 안 가게 되었다. 로만 캐모마일 에센셜 오일은 우리 집의 필수인 에센셜 오일이 되었다.

캐모마일 오일은 가장 온화한 오일 중 하나이다. 그래서 어린이 치료에 유용하다. 이빨이 막 나오는 아기들과 연관되는 통증을 경감시켜주는 데도 좋다. 지금 우리 막내 아기가 7개월에 아랫니 두 개가 올라오고 있다. 자꾸 손을 물며 간지러워하는데, 로만 캐모마일 오일과 코코넛 오일을 섞어 잇몸을 꾹꾹 눌러주듯 마사지해주고 있다.

주의사항은 국화과 식물에 알레르기가 있는 사람은 패치 테스트 후 사용하기를 권한다. 또한 로만 캐모마일 향기의 발향 강도가 강하다. 그러므로 소량을 블렌딩해서 사용해야 한다.

너무 재미있었던 것은 자신이 태어난 연도와 월일로 알아보는 인지 컬러와, 행동 컬러, 그리고 동양 철약을 결합한 cpa 컬러 검사에서, 큰아이와 둘째 아이 모두 로만 캐모마일 오일이 자신의 오일로 나왔다는 것이다. 첫째 아이와 둘째 아이는 내면의 색깔이 온화하고 평화로운 것을 좋아하는 초록색의 아이들이었다. 평화로움을 추구하는 사람들은 자신의 목소리를 잘 내지 못할 수가 있다. 평화가 깨지는 것이 싫기 때문이다.

로만 캐모마일 오일은 목차크라와 결부되기도 한다. 목차크라가 균형적일 때는 내면에 진실이라는 에너지가 원활하게 흐르고, 자신의 목소리를 진정으로 낼 수 있도록 한다. 아무리 말을 많이 하는 사람이라도 자신의 진실된 마음을 표현하지 못한다면, 목차크라의 에너지는 떨어져 있다. 다른 친구들에게 싫은 소리 못하는 우리 아이들에게 로만 캐모마일 향기의 에너지가 위로를 전달해준 것이 아닐까. 그래서 우리 아이들을 괴롭히던 가려움증에서 해방되게 해준 것이 아닐까 하는 생각을 하게 되었다.

아로마 테라피의 세계는 공부를 하면 할수록 끝이 없고 너무 재미있다. 사람들의 내면을 비언어적 감각으로 느끼게 해주고, 에너지적으로 보완해주는 것이 아로마 테라피, 향기 치유의 매력이다. 로만 캐모마일의 향기로 복잡한 뇌를 편안하게 해보자. 삶의 목표를 잃고 방황을 할 때에는 부드럽고 상큼한 캐모마일의 향기로 이완을 시켜보자. 그리고 다시금 삶의 목표를 잡아보자. 삶의 목표는 내가 움직이는 원동력이 되니까.

03

배려의 마음으로 받아들일 수 있게 하는 향기
- 자스민 -

누군가를 돌보는 사람에게 중요한 것은 자기 자신을
잃어버릴 수도 있는 그 역할에 너무 빠져들지 않는 것이다.

- 데이나 리브 -

나는 20세 때부터 요가 강사를 했다. 그리고 꾸준히 공부하며, 일대일 트레이너 생활도 했다. 그리고 지금은 아로마 요가 테라피스트로 요가와 필라테스, 운동하는 사람들에게 영감을 주고 있다. 그렇게 사람들의 건강을 돌보는 일에 관심이 많았다.

현대의 직업에는 누군가를 돌보는 직업이 많다. 누군가를 보살피는 직업을 가진 사람들은 자비심 피로에 빠지기 쉽다고 한다. 자비심 피로란,

자신에겐 소홀하면서 타인의 행복과 문제 해결에 몰두하는 데서 온다고 한다.

사실, 많은 사람들은 자신을 온전히 돌보지 못한다. 나를 키워주신 부모님에게 효도해야지, 내가 낳은 아기를 행복한 사람으로 자라나도록 키워야지. 내가 하는 일에서 또한 그렇다. 그 모든 과정이 나를 중심으로 내가 행복한 일이면 괜찮다. 하지만 시간이 지나다 보면 나는 없는 채, 누군가의 행복을 중점적으로 내가 움직이고 있다는 것을 알게 된다.

늦둥이 막내인 내가 결혼을 일찍 하면, 엄마, 아빠가 일을 좀 쉬시지 않을까 하고 생각했었다. 그리고 내가 결혼해서 엄마, 아빠는 오랫동안 키우던 소들을 정리했다. 이제 새벽에 5시에 일어나지 않으셔도 되겠구나 싶었고 하루 두 끼 소 사료 주느라 어디 한번 마음껏 놀러 다녀보시지 못한 것 보상받으며 사시길 바랐다. 그런데, 내가 큰아이를 낳고 엄마는 쓰러지셨다.

평생을 가족을 위해 일하고 또 일했던 엄마가, 이모들과 놀러 다닐 시절만 남았다고 생각했는데 너무 허무했다. 우리 엄마는 순간순간, 인생의 구간구간에서 온전히 '자기 자신'이라는 사람을 찾은 적이 없었다.

나는 그 후로 내가 잘할 수 있는 일, 하고 싶을 일을 해야겠다고 생각했다. 나의 의무와 책임은 다하되, 내가 하고자 하는 일은 지속하자고 생각했다. 그렇게 육아를 하면서 공부를 하기 시작했다. 그렇게 나를 위한 여정이 시작되었다.

대부분의 사회생활은 항상 사람들과 함께하게 된다. 나는 사업이라는 것을 하면서 특히 더 사람들의 본성을 많이 경험했다. 적당히 내가 직장에서 월급을 받으며, 표면적으로 형성된 인간관계랑은 다르게 느껴졌다.

사람들은 자신의 미래가 편안하길 원한다. 하지만 그에 도달하는 과정은 적당히 어려웠으면, 혹은 적당히 쉬웠으면 좋겠다고 생각한다. 준비가 되지 않은 사람들은 '오늘 아이가 열이 나서 취소할게요.', '부모님이 편찮으셔서…', '날씨가 안 좋아서…' 이런 말을 정말 많이 한다.

나도 아이가 셋이다. 친정 부모님도 멀리 계셔서, 아이를 시시때때로 맡길 때도 없다. 온전히 내가 해야 할 몫이다. 하지만 내가 하는 일은 서로 협력하고 돕는 일이라 생각했다. 그래서 파트너들의 이야기를 모두 공감해주며, 그렇게 나 자신을 혹사하고 있었다.

정말 어쩔 수 없는 상황들은 많다. 그리고 그건 나에게만 일어나는 일이 아니다. 모든 사람이 예상치 못한 상황에 처한다. 그런데 매번 그런 일이 생긴다면, 나의 자비심으로 감당해줘야 할 이유는 없다. 이것을 깨닫지 못한 나는 그렇게 나는 사람들에게 하나둘 상처를 받게 되었었다.

자스민 향기는 나 자신을 뒤돌아보게 한다. 다른 사람을 자비심으로 돌봐야 한다는 강박에서 벗어난다. 그것이 나를 힘들게 하는 일이라면 말이다. 내가 온전히 봉사한다고 생각하고, 행복하면 괜찮다. 그렇지만 그렇지 않다면 같은 행동은 반복하지 않아야 함을 깨닫게 한다.

애초에 사람들은 자신을 위해 일을 시작했다. 자신의 만족과 행복을 위해 도전한다. 하지만, 많은 상황들이 자신을 배려해주길 바란다. 그래서 점점 행복해지지 않는다.

나 또한 일을 하면서 사람들이 너무나 핑계가 많고 이기적으로 느껴져서 회의감이 들 때도 많았다. '사람'이란 자체에 실망을 느끼게 되었다. 그럴 때면 자스민의 향기를 맡는다. 그러면 나에게 말을 해준다. 진정으로 너의 자비가 모두를 위한 길이었는지 생각해보라고 말해준다.

꽃의 여왕이라고도 불리며 차로도 많이 마시는 자스민 오일은 소량의 오일을 생산하기 위해 매우 많은 양의 꽃이 필요해 비싼 편이다. 하지만 향이 워낙 진하기 때문에 1~2방울만 사용해도 큰 효과를 볼 수 있다.

자신감을 회복하고 기분을 끌어올려주는 진정 작용이 뛰어나다. 불안하거나 우울할 때 혹은 일상이 무기력하게 느껴질 때 사용하면 기분을 확실하게 전환해줄 수 있다. 생리 불순이나 생리 전 증후군으로 고생하는 여성은 증상 완화의 효과를 얻기도 한다.

자스민 향기는 남자들이 좋아하는 여자의 향기 1위다. 자스민 향기는 꼼꼼하면서 부드럽다. 이 꼼꼼한 향기는 어디서 맡아봤나 했더니, 여성의 질 안에서 나는 향기라고 한다. 그래서 아기가 태어날 때 최초로 맡는 향기라고 한다. 자스민 향기는 모성적 본능의 향기이다. 그러면서도 성적으로 매력을 상승시키는 향기이다.

자스민 향기는 사람들의 부정적인 성적인 감각을 조절해준다. 여성의 경우, 최초 성관계가 살아가면서 굉장히 중요한 경험이 된다. 첫 성관계를 사랑과 배려 없이 했다면, 자신도 모르게 성적인 면에서 경직이 되기 마련이다. 그러면 다음 관계도 성공적이지 않다. 그게 지속이 되다 보면, 사회생활에서도 사람들과 특히 남자들과도 경직된 유대 관계를 맺게 되기도 한다.

실제로 나는 지인 중에 성폭행을 당한 사람이 있었다. 그런데 그 사람들의 성향이 매우 달랐다. 한 명은 아예 이성 친구를 만나지 않았다. 만나더라도 항상 경계심이 있었고, 예민했다. 그리곤 금방 헤어졌다.

한 명은 남자친구를 한 번에 3명을 사귀었다. 매일 나이트클럽을 가고, 많은 남자들을 만나고 다녔다. 그리고 그것에 대한 죄책감이 없었다. 하지만 내가 봤을 때는 그 시절의 자신을 위로해주고, 당당해지고 싶어 하는 것처럼 보였다.

이렇게 성적인 문제에 있어서 이슈가 있는 사람들에게는 자스민 에센셜 오일이 도움이 많이 된다. 과거의 성적인 트라우마를 자스민 향기가 해결해준다. 그리고 자연스럽게 경직이 풀리면서, 사람들과의 유대관계도 편안하게 유지될 수 있도록 해준다. 모성적인 본능으로 자연스러운 배려가 나오게 된다.

자스민 향기는 건강한 성감을 배양하고, 성적인 힘의 균형을 유지하는 데 도움을 준다. 또한 개개인의 성적인 경험에 흥미를 되찾을 수 있도록 도와준다. 그래서 최음 효과가 있다. 그렇게 성적인 동기 부여를 통해 친밀한 관계 안에서 긍정적인 경험을 하도록 도와준다. 이렇게 미해결된 성적인 경험을 이끌어내고 치유 과정을 한결 편안하게 만들어준다. 온화하고 순결한 본성이 되살아나게 한다. 성적인 경험에 있어서 가장 순수한 의도만 초대한다.

자스민은 한 단계 더 나아가서, 사랑과 허용에 대한 절박한 욕구를 억지로 사용하지 않도록 한다. 그리고 모두에게 그 균형을 맞춰준다. 친밀한 내적 관계를 만들어낸다. 그렇게 사람들을 배려의 마음으로 받아들일 수 있게 해준다.

04

이별의 고통을 치유하고, 다시 사랑할 수 있게 하는 향기
- 로즈 제라늄 -

함께였었던 너 지금 어느 별에 있니
난 아직도 이별에 있어.

- 길구봉구, 〈이별〉 -

로즈 제라늄 향기는 내가 제일 좋아하는 향기다. 꼼꼼한 로즈의 향기와 시원한 풀내음이 살짝 섞여 있어 고급지면서도 뭔지 모를 시원함이 느껴진다. 로즈 제라늄 향기는 벌레들이 싫어해서 여름에 모기 기피제로 활용해도 좋다. 향기도 좋고 모기도 쫓고 일석이조다.

당신은 이별의 경험을 해본 적이 있는가? 이별이라고 함은 슬프게만 생각이 든다. 그래서 우리는 이별을 두려워하기도 한다. 로즈 제라늄 향기는 이별을 괴롭지 않게 만들어준다. 당신의 곁에서 항상 이별은 슬픔이 아니라고 이야기해준다.

연인 사이에서의 이별은 우리가 가장 쉽게 접하는 이별이다. 사실 나는 20세 때 우리 남편을 처음 만나 결혼까지 했다. 우리도 헤어질 뻔한 위기는 있었다. 하지만 이 사람과 열렬히 사랑했고, 사랑했던 감정을 떠나보내는 것이 괴로웠다. 서로가 이별이 더 괴롭다고 생각했기에 우리는 다시 만날 수 있었다.

만나는 와중에도 나를 괴롭게 하는 사람이라면, 우리는 이별을 선택하는 게 맞다. 이별 후엔 잠시 동안의 고통이 있다. 하지만 곧 새로운 세계가, 새로운 인연이 또 만들어질 것이다. 이러한 편안한 생각을 가질 수 있도록 도와주는 것이 로즈 제라늄 향기이다.

연인과의 이별뿐만이 아니라 우리는 많은 사람들과의 관계 속에서 이별을 경험한다. 그리고 그때의 마음은 정말 슬프다. 친구랑 절교한다든지, 회사에서 친했던 사람이 나가야 한다든지, 좋아했던 친구가 멀리 이민을 간다든지 등등 이별을 경험할 수밖에 없다.

사람은 이별을 겪을 수밖에 없는 존재이다. 우리가 태어난 사람의 손을 이용해야만 살아갈 수 있듯이, 사람은 사람과 관계를 맺고 의존하게 된다. 그렇게 좋든 싫든 우리는 수많은 이별을 경험한다. 이별에 대해서 마음이 쉽지 않고 힘든 사람들은 로즈 제라늄 향기로 위로를 받는다. 그리고 사람에 관한 신뢰를 다시 회복하게 한다.

좋은 감정을 가졌던 사람과의 이별이라면, 또 좋은 감정을 가질 만한 사람과의 관계가 생길 것이라는 신뢰감을 만들어준다. 나를 괴롭게 하는 사람과의 이별이라면, 나를 더 편안하게 할 사람이 있다는 신뢰감을 만들어준다. 로즈 제라늄 향기는 사람에 대한 신뢰감을 가지게 만들어준다. 그리고 다시 사랑이 피어나게끔 도와준다.

이별은 상실을 의미하기도 한다. 죽음에 관한 이별은 정말 감당하기 힘들 수 있다. 하지만, 죽음으로 인한 이별에 관한 슬픔은 애도로 표현한다. 그리고 그 슬픔의 기간을 두 달 정도로 잡으라고 한다. 그만큼 살아생전의 그 사람과의 좋은 추억과 영향력에 대해서 감사하며 슬퍼하는 기간인 것이다. 이 죽음의 이별 과정에 너무 빠져서 나의 삶을 훼손하지 않길 바란다. 로즈 제라늄 향기는 그 모든 과정 또한 함께한다.

로즈 제라늄 향기는 균형을 의미하기도 한다. 이별과 사람에 대한 신뢰 회복을 도와주고, 사랑이 다시 샘솟을 수 있도록 삶의 균형을 찾게끔 도와준다. 어떤 한 감정에 빠지지 말고 사랑이 흐르듯 잘 살아가게끔 향기가 내 마음을 잡아준다. 마음의 균형을 잡아주는 데 한몫한다. 로즈 제라늄 향기는 그렇게 마음의 균형, 삶의 균형을 잡아갈 수 있게 한다.

로즈 제라늄은 여자들에게 도움이 많이 되는 오일이다. 감정의 기복이 심한 여자들에게 감정의 균형을 잘 잡을 수 있게끔 도와준다. 그래서 나는 로즈 제라늄 에센셜 오일을 헤어 에센스로 바르고 다니기도 한다. 나의 체취와 결합된 로즈 제라늄의 향기는 고급스러운 향수와도 같은 느낌이 난다.

로즈 제라늄 에센셜 오일은 월경이 불규칙하고, 자궁내막증이 있는 사람들에게 도움이 된다. 면 팬티에 한 방울씩 떨어뜨려주면, 로즈의 고급진 향기와 호르몬의 균형을 맞춰주는 데 도움이 된다.

골반에 깊은 통증이 느껴질 경우에도 반신욕할 때, 로즈 제라늄 오일을 넣어 해주면 도움이 된다.

로즈 제라늄은 특히 칸디다 질염에 도움이 많이 된다. 나는 셋째 아이를 가지고, 이사를 했다. 이사하는 데 너무 많은 스트레스를 받은 나머지 칸디다 질염에 걸렸었다. 병원에 가도 항생제 처방과 질정 처방뿐이었다. 하지만 전혀 낫지 않고 오히려 심해졌다. 그래서 로즈 제라늄 오일로 좌욕을 시작했다. 그리고 팬티에 로즈 제라늄 오일을 떨어뜨렸다. 그랬더니 가려움증이 가라앉아서 살 것 같았다. 그렇게 나는 임신 기간 내내 팬티에 로즈 제라늄 에센셜 오일 한 방울을 이용했다.

또한 출산 후 유방 통증에도 로즈 제라늄 오일이 도움이 된다. 만약 단유를 한다면, 로즈 제라늄 오일과 페퍼민트 오일을 섞어 유방에 발라주면 도움이 된다. 유방암이었던 사람도 로즈 제라늄 오일을 사용하면 좋다. 호르몬에 큰 작용을 하지 않으므로 써도 안전하다.

갱년기 시 열이 오를 때에도 로즈 제라늄 오일을 천골에 발라주면 도움이 많이 된다. 갱년기에 여성 호르몬에 도움이 되는 꽃 계열 오일들이 많은데, 그중 제라늄이 열이 오를 때 사용하면 도움이 된다.

여성의 생리 전에는 라벤더 오일 한 방울을 팬티에 떨어뜨려주면 좋다. 그리고 생리 후에는 로즈 제라늄으로 깔끔하게 마무리하면 좋다. 나는 항상 생리 마지막 날쯤에 로즈 제라늄 한 방울, 티트리 한 방울로 좌욕을 한다.

로즈 제라늄 에센셜 오일은 고대 이집트에서 여성들의 질환, 예쁜 피부, 그리고 마음의 치유에 많이 사용했다. 그리고 귀족들의 만찬 자리에 신선한 로즈 제라늄으로 장식을 했다고 한다. 유럽에서는 로즈 제라늄이 액운을 막는다고 생각해 창가에 두기도 했다.

로즈 제라늄 향기는 사람들과의 실연, 이별, 가슴 아픈 경험을 위로한다. 다친 심장을 어루만져주며 다시금 사랑이 샘솟을 수 있게 만들어준다. 당신의 모든 사랑을, 이별을 응원하며, 삶의 균형을 잘 잡으라고 말해준다. 감정의 균형은 곧 삶의 균형이다. 그리고 다시금 사랑할 수 있게 만들어준다.

05

나 자신이 행복하기 위해 존재하는 것임을 알게 하는 향기
- 시더우드 -

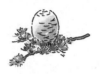

이건 시더우드 아틀라스 오일인데요. 힘든 시기를 단단하게 극복할 수 있게 용기를 주는
그런 향이에요. 아, 호흡기에도 도움을 주고요. 다들 용기가 좀 생긴 것 같나요?

- 영화 〈두개의 빛〉 -

시더우드 에센셜 오일을 처음 공부했을 때, 여배우 한지민이 바로 떠

올랐다. 극 중에서 시각장애인 아로마 테라피스트인 그녀는 시더우드의

향기를 건네면서 저렇게 이야기했다. '시더우드의 향기는 어떻게 힘든 시

기를 단단하게 극복할 수 있는 용기를 주는 걸까?' 담담한 것 같으면서도

부드러운 나무의 향기인 시더우드 향기를 맡으며 느껴보았다.

시더우드 향기는 나는 혼자가 아니라는 것을 알도록 해준다. 우리는,

특히 여자들은 어딘가에 소속되어 있는 것에 안정감을 느낀다. 그 소속된 그룹에서 배제가 되지 않도록 애를 쓰기도 한다.

8년 전 큰아이 출산 때, 조리원 동기들이 모인 메신저 방이 있다. 그리고 그 메신저 방은 아직도 유지가 되고 있다. 서로 아무 말도 하지 않은 채 오래 지났다. 그런데, 한 명도 나가지 않고 그대로 있다. 그러다가 누군가가 한마디하면, 호응하듯 답글이 달린다. 그리고 다시 조용해진다.

지금도 셋째 아이의 조리원 동기들이 모여 있는 메신저 방이 있다. 아이들이 크는 과정, 그리고 무슨 장난감을 가지고 노는지 공유한다. 그런데 개인적인 이야기를 하지 않는다. 나는 그곳에 속해 있지만, 속해 있지 않다는 느낌이 든다. 그것은 그 메신저 방에 있는 모두가 그럴 것이다.

인간은 사회적 동물이다. 공동체를 형성하고 살아가게 된다. 본능적으로 집단을 구성하게 된다. 그리고 소통을 하고 필요한 정보를 얻는다. 하지만, 마음의 교류가 되지 않을 때 외롭고 답답하다는 느낌이 들 때가 있다. 그럴 때 시더우드의 향기를 맡는다면 나는 그래도 이 공동체에 속해 있다는 지지의 느낌을 받게 된다.

넷플릭스에서 〈오징어 게임〉이 전 세계적으로 인기를 끌었다. 456억 원의 상금이 걸린 의문의 서바이벌에 참가한 사람들이 최후의 승자가 되기 위해 목숨을 걸고 극한의 게임에 도전하는 이야기를 담은 넷플릭스 시리즈물이다. 여기에서 줄다리기 부분이 시더우드 향기를 이해하는 데 도움이 될 것 같았다.

"우선 제일 앞에 선 사람이 중요해. 그 사람은 상대편의 얼굴을 가장 가까이서 마주 보는 사람이고 나머지 팀원들이 모두 그의 뒷모습을 보는 사람이니까 그 사람이 약해 보이거나 기가 꺾여 보이면 그땐 이미 승부는 끝난 거야. 그리고 제일 뒤에는 마치 배의 닻처럼 듬직한 사람이 맡아 줘야 돼. 그리고 사람을 배치하는 게 중요한데 줄을 사이에 놓고 한 명씩 오른쪽, 왼쪽으로 나눠서 서는 거야. 두 발은 11자로 똑바로 놔. 줄은 겨드랑이 사이에 끼고 그래야 힘을 제대로 받을 수가 있어. 아랫배를 하늘로 쭉 밀어 올리고 머리는 뒷사람의 사타구니를 볼 수 있을 정도로 힘껏 젖혀. 그러면은 웬만해서는 안 끌려가. 그렇게 10초만 버티면은 '씁, 이상하다, 왜 안 끌려오지?' 하고 상대편이 당황할 거야. 분명 자기네들이 더 셀 거라고 믿었을 테니까. 그렇게 버티다 보면 상대편의 호흡이 깨지는 순간이 분명히 올 거야. 마지막으로 이게 제일 중요한 건데 신호가 울리고 처음 10초는 그냥 버티는 거야. 이때 자세는 눕는 자세."

- 넷플릭스 〈오징어 게임〉

〈오징어 게임〉에서 줄다리기 부분은 공동체의 힘을 보여준다. 서로 다른 두 팀에서, 노인과 여자가 섞여 있는 팀이 당연히 질 것이라고 생각했다. 하지만, 이들의 단결된 마음과 전략으로 이겨냈다. 〈오징어 게임〉은 시더우드의 힘을 그대로 보여주었다.

공동체에 결속된 힘은 우리가 예상한 것보다 훨씬 크다. 시더우드 향기는 공동체에 결속할 수 있도록 도와준다. 각 개인이 혼자라는 것을 느낄 때, 각자가 살아남기 위해 고군분투한다. 공동체에 속하려고 마음속의 애를 쓴다. 그렇게 사회 집단 내에서 유대관계를 형성하기 위해 노력을 한다.

시더우드 향기는 나는 자연히 공동체에 속해 있음을 알게 한다. 이들의 지지가 마음을 편안하게 한다. 그리고 무엇인가 할 수 있을 것 같은 용기를 준다. 그렇기에 노인과 여자가 섞여 있는 팀이 이길 수 있었을 것이다. 팀에 결속된 통합력이 없다면, 남자들로만 구성된 상대팀이 지게 돼 있는 것이다.

나는 시더우드 에센셜 오일을 샴푸에 20방울 추가하여 쓴다. 모발과 두피의 건강을 도와준다. 특히 로즈마리 오일과 함께 사용한다면 탈모에도 도움이 된다. 시더우드 자체의 효능으로도 두피와 모발 건강에 도움이 되지만, 시더우드 향기로 나는 공동체에 속해 있다는 용기와 안정감을 항상 받으니 머리카락이 더 잘 생성되는 게 아닌가 싶다.

또한 시더우드는 다이어트 블렌딩 오일에도 섞어 쓴다. 우리는 후각수용체가 코에만 있다고 생각한다. 하지만 후각수용체는 몸의 곳곳에 있다. 피부와 근육에도 있고 신장, 폐, 전립선 등에도 있다. 시더우드의 세드렌이라는 화학 성분은 우리 몸의 지방세포가 생성되는 것을 억제해준다. 그래서 나는 시더우드 오일을 다이어트 블렌딩 오일로 레몬과 섞어서 바른다.

나는 시더우드와 레몬의 조합이 좋다. 시더우드 향기는 공동체에 단결된 힘을 받게 해준다. 그리고 마음의 안정감을 준다. 레몬 향기는 명료함으로 내 안에 집중할 수 있게 한다. 그렇게 보완된 마음의 케어로 나를 돌보면서, 공동체에 건강하게 속할 수 있게끔 한다는 생각이 든다. 그래서 나는 레몬과 시더우드 향기 조합을 사랑한다.

공동체에 속해 있지 않고 너무 고립된 사람도 자기 자신을 돌보지 못한다. 이 세상을 혼자서 꿋꿋이 헤쳐나가야 한다는 마음의 숙제가 있기 때문이다. 하지만 시더우드 향기를 맡는다면, 나 자신을 생각하게 한다. 그리고 나 자신을 사랑하게 한다. 나는 나 자신을 사랑하기 때문에 어느 집단을 가도 나는 사랑받는 존재가 된다는 생각이 든다. 그렇게 시더우드의 향기는 나 자신이 행복하기 위해 존재하는 것임을 깨닫게 한다.

06

스스로 답을 찾게 하는 향기
- 샌달우드 -

자신의 행동에 책임이 있는 유일한 사람은
바로 자기 자신이다.

- 홀리 라일 -

당신의 삶의 주인은 누구인가요? 사람과 사람은 항상 같이 살아갈 수밖에 없다. 그리고 이 세상 그 어떤 사람도 다른 사람의 영향을 받지 않을 수 없다. 내가 지금 하고 있는 일이 나의 의지에 의해서 온 것인가, 아니면 다른 사람의 말에 홀려서 온 것인가. 샌달우드 향기는 이 물음에 대한 답을 내려준다.

샌달우드는 우리나라 말로 '백단나무'라고 한다. 그래서 샌달우드의 향기를 '백단향'이라고도 한다. 샌달우드는 고대 인도의 아유르베다에서도 4,000년 이상의 사용 역사를 가지고 있다. 예로부터 샌달우드는 종교적인 행사에 많이 사용되어왔다. 샌달우드는 종교에 상관없이 기도와 명상, 영적인 예배를 도와준다. 그리고 신에 대한 존경과 감사함을 가르쳐 준다.

샌달우드 향기는 신과 만날 수 있도록 도와주는 향기이다. 신은 모두 자신의 마음속에 있다. 신은 사람의 말을 통해 나에게 전달이 되는 것이다. 신의 말을 전달하는 사람을 믿으면 안 된다. 오직 믿음은 우리 안에 있는 것이다.

살아가다 문득 불행한 일이 올 때, '너 때문이야.'라고 한다면 그게 그 사람 때문일까? 우리의 생각과 행동은 나의 감정에서 비롯된 일이 많다. 우리의 감정은 과거에 새겨졌던 습관들이다. 우리는 감정 습관의 노예이다. 감정이 나의 의지가 아닌, 다른 사람에게서 들여진다면 노예 생활을 하고 있는 것이나 다름없다.

습관이란 것은 무섭다. 특히나 나의 감정에 습관을 만드는 데 영향을 많이 끼치는 건 가족이다. 우리가 결혼할 때에도 다른 사람들이, 혹은 부모님이 나에게 새기는 남성상이 있을 것이다. 키도 크고, 마음도 착하고…. 특히나 경제력은 부모님이 새기는 기준 중 가장 크다.

내가 사랑하는 사람은 성실하고 다 좋은데 경제력이 없다면 부모님이 반대하게 된다. 그 반대 속의 갈등에서 그 사람을 놓아주게 된다면 그것이 진정 부모님 때문일까? 절대 그렇지 않다. 자신의 감정 속에 새겨진 습관, 경제력이 없으면 불행할 것이라는 자신의 마음속 갈등 때문에 헤어진 것이다. 그렇지 않다면, 그 반대가 아무렇지 않을 수 있다.

우리 큰언니도 아직 공무원이지 않은 형부와 결혼을 하겠다고 했을 때, 엄마가 얼굴도 보지 않고 나갔다. 하지만 언니는 아무렇지 않게 형부를 계속 만났다. 그리고 엄마의 마음은 결국 당신의 딸이 최대로 행복하는 걸 원하기 때문에 승낙할 수밖에 없었다. 그리고 지금은 없어서는 안 될 사위가 되었다.

샌달우드 향기는 내 삶의 주인은 나라는 것을 알게 한다. 자신을 불행하게 만드는 감정의 습관에서 벗어나라고 말해준다. 자신의 마음을 스스로 볼 줄 알게 한다. 그 안에 신이 나를 위한 계획이었구나 하는 사실을 깨닫게 한다.

그렇다면 자신이 진짜로 좋아하는 것이 무엇인지 알 수가 있다. 자신이 진짜 좋아하는 일을 하면 시간은 눈 깜짝할 사이 지나가버린다. 하지만 자신이 좋아하지 않는 일을 할 때에는 지루한 마음만 들 뿐이다. 이러한 모든 마음의 습관 또한 샌달우드 향기가 바라보게 한다.

스며든 감정의 습관을 탈피하는 건 어렵다. 하지만 나는 아로마의 향기를 맡고 많은 감정의 습관들을 정리할 수 있었다. 인요가를 할 때에 손바닥에 한 방울 올린 샌달우드의 향기를 잊을 수가 없다.

고요한 움직임 속에서 깊으면서 옅은 나무 냄새의 샌달우드 향기는 내 마음을 바라보게 하였다. 지금이 행복할 수 있음을 알게 해주었다. 괴로움의 답을 외부가 아닌 자신의 마음에서 찾아볼 수 있게 해주었다. 편안하게 잠을 자고 일어나듯, 샌달우드와 함께한 인요가는 나의 온몸과 마음의 편안하게 내려놓게 하였다. 그렇게 점점 나는 내 마음속 신의 존재를 알게 되었다.

샌달우드 향기는 자신의 마음의 여러 가지 겹들을 걷어내게 한다. 그리고 그것을 신의 제단에 올리게 한다. 샌달우드의 향기는 각 개인들의 마음이 어디에 있는지 평가할 수 있게 한다. 그리고 신의 의지와 일치할 수 있도록 우선순위를 재정렬할 수 있도록 만들어준다.

신은 내 마음속에 있는 것이므로, 신의 제단은 내 마음속 위에 올려놓을 수 있게 한다는 뜻이고, 신의 의지라는 것은 나의 진정한 내면의 소리를 들을 수 있게 해준다는 것이다.

우리가 살아가는 데 너무 중요한 것은 우선순위를 배치하는 것이다. 대부분 사람들은 우선순위를 가족에 우위에 둔다. 나는 누군가의 엄마, 누군가의 아내, 누군가의 딸, 누군가의 엄마이다. 이 모든 것을 다 해내려고 할 때 사람들은 우울증에 걸린다. 왜냐하면 해야 할 일이 너무 많고, 이 모든 일은 진정한 내면의 소리를 듣고 하는 역할이 아니기 때문이다.

가족들이 원하는 나, 사회에서 원하는 엄마의 틀이라는 것들은 나에게 너무나도 무거운 중압감과 책임감을 얹어주고 있다. 이 모든 것들을 행할 때에 그 누구도 만족스럽지 못하다. 만족스럽지 않은 결과를 향해서 끊임없이 나아가는 것은 분명 우울증에 걸리게 한다.

삶의 우선순위를 재배치할 때에는 샌달우드의 향기를 맡으며 눈을 감고 고요하게 내면을 바라봐야 한다. 삶의 우선순위는 바로 나 자신이다. 내가 없으면 자식도 없다. 내가 없으면 가정도 없다. 내가 없으면 딸도 며느리도 없는 것이다.

나는 엄마가 쓰러지고 나서야 부모님의 인생과 나의 인생을 분리할 수 있게 되었다. 물론 그 중간 과정은 고통으로 가득 찼었다. 하지만 이 깨달음을 위한 나의 인생의 시련이었음을 알게 되었다.

부모님도 부모님의 인생을 살기 위해 이 세상에 태어난 하나의 영혼이다. 하지만 이들은 자식만을 위해 평생을 일만 했다. 자신들이 즐기면서 하는 것이 아닌 오직 자식을 위해서 살았다. 그리고 부모님은 우리가 다 크면 자신들은 자유로워지고 행복해질 것이라고 생각했다.

나 또한 부모님께 배운 감정의 습관대로, 지금은 불행하고 힘들어도 아이들이 크면 행복해질 것이라는 생활만 반복했다. 하지만 우리가 다 크고 막내인 내가 시집을 가고, 엄마가 진정한 행복을 누릴 만한 시점에 엄마는 그것을 즐기지 못했다.

나는 누군가를 위해 사는 인생은 자신의 일생을 불행하게 만드는 것이라는 생각을 했다. 나도 부모님이 나를 위해 삶을 희생했으므로, 나도 부모님의 아픔을 같이 슬퍼하는 삶을 살아야 한다고 생각했다. 그러다 보니, 나의 아이들을 잊어가게 되었다. 우울증에 걸린 아내를 보는 남편도 괴로웠다. 아이들에게도 손을 뻗지 못했다. 나의 어린 자녀의 얼굴에 웃음기는 없었다.

우리가 이 세상에 온 이유는 오직 자신의 영혼을 위한 인생을 살아야 하는 것임을 깨달았다. 그것을 알고 나니 나의 마음은 자유로워졌다. 진정으로 내가 즐기고 싶은 일을 하고, 내가 정한 목표에 관한 일을 하니 나의 생활이 행복으로 가득 차게 되었다. 내가 있어야 나의 아이들이 있고, 남편이 있고, 부모님이 있다는 것을 알았다.

나는 나의 아이들에게 수학, 영어를 가르치는 것보다 우선적으로 자신의 마음이 하는 소리를 듣고, 그것으로 가득 찬 삶을 살아갈 수 있는 습관을 보여줘야겠다고 생각했다. 아이들이 커서 무슨 일을 하든 간에 자신의 인생이 행복으로 가득 차는 게 부모님이 진정으로 원하는 양육의 목표가 아니던가.

'나는 너를 위해 내가 좋아하지 않은 일을 하고, 그 일을 해서 돈을 벌어서 학원을 보냈는데, 너는 왜 그러니.'라는 말부터 시작한다. 그리고 자녀는 다 커서 부모님이 나를 위해 희생했는데 '내가 이 정도는 해야지.' 하고 얽매이는 모습까지 보인다. 그러나 그 자녀의 가정이 고통을 받는 모습까지 바라는 부모는 없을 것이다.

하지만 객관적으로 뒤돌아본다면, 자신이 희생한 삶을 기꺼이 즐기지 못하고 억울하다고 생각했기에 황혼기가 오면 더 바라는 것이 많아지고, 우울한 삶이 되는 것이다. 나는 나의 아이들이 어렸을 때부터 황혼기까지 그들의 인생이 행복으로 가득 찼으면 좋겠다.

샌달우드 향기는 자신의 인생의 중요한 우선순위를 나 자신으로 둔다. 그리고 현재의, 외부의 상황을 고요하게 바라보게 한다. 이것은 우리의 의식 수준을 더 높은 곳으로 데려다준다. 더 높은 의식 수준은 진정으로 우러나오는 겸손과 헌신, 사랑을 알게 한다.

샌달우드 향기는 우리가 그 어느 누구도 미워하지 않고 오직 사랑이 흐르는 살아 있는 상태를 만들게 해준다. 누구의 탓으로 책임을 전가하는 것이 아닌, 오직 내부의 자신 스스로 답을 찾게 만들어준다.

07

평화와 기쁨을 느끼게 해주는 향기
- 아버비테 -

집에 돌아와 문을 닫고 어두워진 뒤 나는 혼자라고 절대 중얼거리지 말라. 너는 혼자가 아니다.
너의 특별한 재능과 신이 네 안에 있다. 그들이 너를 알기 위해 무슨 불빛이 필요한가?

- 에픽테토스 -

아버비테의 라틴어 이름은 '제물을 바치다'라는 뜻이다. '항복하다'라는
뜻도 있다. 아버비테의 향기는 삶의 개인적인 의지와 야망이 가득 찬 사
람들에게 도움이 된다. 아버비테의 향기는 삶의 모든 과정을 고독하게
즐기는 사람에게 도움이 된다.

현대 사회에서는 모든 발전 뒤에는 고독한 노력만이 살아남는다고 느
끼는 사람들이 많다. 1인 창업, 일에 매진하는 사회, 특히 속도전에 민감

한 사회이다. 사회의 빠른 변화 속도에서, 그대로 편승해 앞으로 내달리는 사람들에게 아버비테는 내려놓음을 알려준다.

아버비테는 '고독한 항해자를 위로하는 오일'이다. 고독이란 외로움이다. 아무리 많은 사람들이 주변에 있어도 내가 무엇인가에 집중하고 있다면, 그 순간은 오롯이 나 혼자이다. 도서관 안의 매우 많은 사람들은 고독한 사람들이다.

아버비테는 있는 그대로의 당신의 성실함을 믿어준다. 당신이 고독하게 나아가는 순간에 느끼는 감정들을 아버비테의 향기는 그 자체로 동행을 해준다. 당신이 행하는 모든 일의 결과는 신에게 달려 있음을 알게 해준다.

우리는 아버비테의 깊은 나무심의 향기를 통해 마음의 안정감을 얻을 수 있다. 오랜 세월 땅을 뚫고 자란 나무의 길고 긴 인내의 향기로 메세지를 받는다. 요즘 맨발 걷기, 어싱을 많이 한다. 자연이 그대로 주는 안정감은 우리 마음의 치열한 고독을 내려놓게 한다. 이것이 '우리의 마음을 내려놓다, 신에게 항복하다.'라는 뜻이 된다. 아버비테는 풍부한 신의 은총의 흐름을 믿고, 마음을 평화와 기쁨으로 가득 차게 하는 향기이다. 우리는 신의 은총을 멀리서 찾을 필요가 없다. 아버비테의 향기는 우리가 있는 지금 이곳에 신이 있음을 알게 해준다.

나는 내가 살던 지역을 벗어나 지방에서 결혼 생활을 시작했다. 친구도, 나의 친정 가족도 없는 곳에서 남편과의 사랑을 믿고 왔다. 그리고 신랑은 일에 치여 매일 늦게 들어왔다. 하루 종일 나날이 홀로 있는 외로움에 아이를 빨리 낳고 싶었다. 결혼한 지 한 달 만에 아이를 가졌고, 행복했다. 아이를 낳으면 나의 외로움이 사라질 줄 알았다.

홀로 친정 가족도 없는 곳에서 아이들을 독박 육아하는 것은 쉽지 않았다. 아이가 있었지만, 또 마음에 큰 외로움이 있었다. 어디 도망칠 수도 없고, 내가 해야 할 일은 이곳에 있었다. 나날이 내가 해야 할 책임감과 외로움에 산후 우울증이 왔다.

우리는 외로움이라는 감정을 해결하기 위해 외부로 시선을 돌린다. 사람들과 함께 있으면 텅 빈 허전함이 채워질 것이라고 생각한다. 나 같은 경우는 신랑이 더 다정하다면, 나의 외로움이 해결될 것이라 믿었다. 그러나 군중 속의 외로움이라는 말이 있지 않은가. 외로움이라는 감정은 모든 인간이 가지고 있는 당연한 감정인 것이다.

한상복은 저서 『지금 외롭다면 잘되고 있는 것이다』에서 우리가 삶에서 절대 피할 수 없는 것이 세 가지가 있다고 했다. 죽음과 세금, 그리고 외로움이다. 우리는 죽는 그날까지 외로움에서 벗어날 수 없다. 외로움은 그들의 깊이를 만들어낸다고 한다. 외로움 속에 머물러 더 깊이 내려갈수록 사람에 대해서 더 많은 이해를 할 수 있다. 사람에 대한 깊이 있는 통찰을 오직 외로움이라는 것을 통해서 얻을 수 있다.

사람들은 홀로 있는 시간을 통해서 감정적으로 많은 발전을 할 수 있다. 그리고 그 시간은 내가 왜 이 삶을 살고 있는지 깨달을 수 있게 한다. 삶의 의미를 찾아가는 과정에서 외로움이란 감정은 필수이다. 사람들이 마음을 찾는 여정에서 너무 외롭지 않으려고, 아버비테의 향기를 고르게 된다.

서양의 측백나무인 아버비테는 홀로 우뚝 긴 세월을 살아온 나무이다. 나무는 혼자 자란다. 나무가 자라는 데 바람도 만나고 비를 만나기도 한다. 그리고 작은 새들의 집이 되기도 한다. 그래도 주변의 모든 상황들이 이렇다, 저렇다 하더라도 아버비테는 그대로 그 자리에 서 있다. 모든 생명체는 본래 그 자체로 혼자이다. 그리고 외롭다. 아버비테는 우리에게 그것을 깨닫게 한다.

외로움, 고독이라는 감정은 나쁜 것이 아니다. 그 자체이다. 그 감정을 사람들이 많이 오해하고 있다. 항상 주변 사람들이 나를 좋아해야 한다고 생각한다. 사람들에게 인정받고 싶어 한다. 사람들과 어울리고 싶어 한다. 내가 잘하고 있다는 확인을 얻고 싶어 한다.

문명은 사람들의 외로움을 달래기 위해 만들어졌다고 한다. SNS를 통해서 우리는 더 많은 사람들과 교류하길 원한다. 나의 소울메이트를 찾기를 원하기도 한다. 하지만, SNS의 세계에 빠져들면 빠져들수록 사람들은 더 외로워진다.

대부분의 사람들은 아버비테의 향기가 매우 진해서 싫다고 한다. 그런데, 아버비테의 향기가 좋다고 하는 사람이 있었다. 모든 향기는 다 싫은데 아버비테의 향기만 좋다고 한 적이 있었다. 무엇인가 일탈을 하고 싶지만, 자신의 틀을 벗어나기 힘든 사람이었다. 혼자만의 경계선 안에서 고독함을 즐기고 있는 사람 같았다.

그런 사람에게는 아버비테의 향기를 맥박에 한 방울 떨어뜨려주라고 말해준다. 아버비테의 진한 나무의 향기가 그대의 가슴 속에 깊이 파고 들어 고독한 외로움과 함께해줄 것이다.

이렇게 아버비테의 진정한 힘은 공허함을 채워주고, 신의 의지를 믿게 한다. 아버비테의 향기를 맡고 크게 심호흡해보아라. 아버비테의 향기가 생명의 흐름을 신뢰하라고 말하고 있다.

08

현재를 행복하게 하는 향기
- 네롤리 -

인간은 현재라는 가치의 중요성을 모른다. 막연하게 보다 나은 미래를
상상하거나 그렇지 않으면 헛된 과거에 집착하고 있기 때문이다.

- 괴테 -

많은 사람들이 과거로 인한 상처를 안고 산다. 그리고 미래를 향한 불
안함으로 현재를 살아간다. 그러면 놓치는 것이 무엇일까? 현재이다. 네
롤리의 부드러우면서 상큼한 그 향기는 현재를 음미하고 즐겁게 살 수
있도록 영감을 준다.

나 또한 항상 미래에 쫓긴 삶을 살고 있는 듯하다. 그러다 나의 기대에
미치는 결과가 나오지 못하면 많은 실망을 한다. 나는 아버지의 땅 문제

에 관련한 일로 3, 4년간 알아보고 조급하고 불행한 마음으로 일을 진행했다. 결국엔 재판에서 패소의 결과가 나왔을 때의 이 세상에 대한 회의감, 나의 능력치에 대한 회의감이 이루 말할 수 없는 상처가 되었다.

지금도 나는 원하는 목표를 위해 열심히 노력한다. 밤새 자료를 만들고, 수업하고, 상담한다. 현재의 나의 생활은 아무런 상관없는 듯 일을 한다. 그러다가 내가 원하는 결과가 나오지 않을 때는 깊은 실망감에 휩싸이기도 한다. '왜 내가 이렇게까지 했는데, 여전히 이런 결과지?' 하는 생각이 든다.

대부분의 사람들이 그렇다. 미래의 편안하고 여유로운 삶을 원해서 지금의 시간과 에너지를 투자한다. 그런데 또 현재를 놓치고 사는 것에 대한 미련이 있다. 그리고 결국엔 그 괴로움과 고통 속에서 미래를 향한 에너지는 금방 소진되고 만다. 그리고 '저 못 하겠어요.' 한다.

봉건 시대에는 토지가 재산이었다. 그 당시에는 토지를 경작할 노동력 즉 노예가 필요했고, 땅이 필요했다. 노예와 땅을 많이 소유하려면 신분이 높아야 하는 시대였다. 자본주의 시대는 땅이 아닌 자본이 필요하다.

땅도 자본을 위한 수단이 되었다. 자본주의 시대의 자본은 지식과 기술을 가진 노동력이 필요하다.

미래 사회는 어떨까? 미래 사회는 땅도 자본도 아닌 정보가 필요하다. 빅데이터 시대이다. 여기에서는 노동력보다는 창의력이 있는 사람이 필요하다. 그래서 예전에는 좀 엉뚱하다고 했던 사람들이 필요로 하는 인재가 되어 있다. 창의력이 중요하기 때문에 교육 시스템이 중요한 시대가 되었다.

우리는 점차 미래라고 하는 시대에 벌써 들어와 살고 있다. 이 시대에는 노동력이 많이 필요하지도 않다. 돈도 얼마든지 벌 수 있는 시대가 되었다. 사람들이 중요하게 생각하는 가치는 현재의 행복을 가질 수 있게 해주는 것이다. 아무리 연봉이 100억이어도 시간이 없고, 지금을 즐기지 못하고, 스트레스받는 사람이라면, 그런 사람을 부러워하는 시대가 아닌 것이다.

미래 사회의 어떠한 정보력을 취하기 위한 노력도 중요하다. 그것은 우리가 미래를 준비하는 정당한 행위이다. 하지만 그 순간이 행복하지 않다면, 당신은 미래의 가장 중요한 가치를 놓치고 살고 있는 것이다. 지금 내가 하고 있는 모든 것들의 행위를 행복할 수 있도록 도와주는 것이 네롤리 향기이다.

만약 공인중개사 자격증 공부를 한다고 치자. 그러면 미래의 직업을 위해 현재를 희생한다고 생각하는가? 그러면 그 순간순간이 불행한 것이다. 그리고 그 지나간 시간들이 아깝게 느껴질 것이다. 더 나아가서 억울하게 느껴질 수도 있다. '내가 친구들도 만나지 않고, 여행도 안 가고 현재를 희생했는데 왜 나에게 이런 결과가 생기는 거지?' 하고 원망하게 된다. 하지만, 공부를 하면서 내가 평생 남을 정보를 얻었다고 생각하고 즐긴다면, 그 순간이 행복하다. 전혀 억울하지 않다. 오히려 더 재밌게 느껴질 것이다. 만약 시험에 떨어졌어도, '나는 부동산에 대해 많은 정보들을 얻게 되었어.'라고 생각할 것이다. 그러한 긍정적인 마음가짐으로 오히려 더 좋은 기회를 맞이할 수도 있다.

우리 엄마가 쓰러지셨을 때에도 셋째 언니는 신혼 생활을 뒤로하고, 엄마 병간호를 했다. 병원에서 먹고 자며, 엄마를 부축하고 씻겼다. 간이 침대에서 불편하게 잤던 이유인지, 허리가 아파 디스크 수술도 하게 되었다. 하지만 언니는 "엄마가 돌아가셔도 나는 엄마를 위해 최선을 다했던 기간이 있어서 후회하지 않을 것 같아."라고 말했다. 언니는 그 마음으로 엄마를 그 당시에도 지극 정성으로 간호했다. 자신의 생활을 포기할 만큼의 진정성이 있었기에, 현재에도 미래에도 언니는 마음의 짐이 없이 자유로워질 수 있었던 것이다.

나 또한 지금의 목표를 상기하며 앞으로 나아간다. 네롤리 향기를 맡으며, '그래. 내가 지금 이 향기에 취해 행복함을 느낄 수 있는데 뭐가 더 필요한가?'라고 생각한다. 항상 그렇게 느끼며 하루하루를 보낸다. 그래서 나는 지금 이 순간이 행복하다. 그래서 나는 수많은 좌절과 고통 속에서도 행복했다. 내가 지금 이 목표를 그만둘 상황이 올지라도 나는 후회가 없다. 왜냐하면 순간순간 너무도 행복했던 일이 가득했기 때문이다.

마음에 갇힌 사람들은 단위의 가치만 보고 행복이라고 느낀다. 그게 목표, 결과에 도달하지 못하면 힘들어한다. 하지만 결과는 신이 만들어주는 것이다. 그리고 그 신은 내 안에 있다. 내 안에 있는 주파수가 우주에 보내게 되어 있다. 긍정적이고 행복한 사람에게 행복한 결과를 가져다준다. 내 마음의 루틴이 부정적이었던 사람이 부정적인 마음을 가지고 어떤 일을 지속한다고 해도, 그 결과가 결코 좋을 리는 없다.

그래서 인생이라는 것은 과거고 좋았고, 지금도 좋고 미래에도 좋은 일을 하는 것이다. 지금 내가 불행하다면 그 일을 하지 않는 것이 맞다. 하지만 그 전에 자신의 마음의 루틴을 관찰하길 바란다. 내가 일생을 살아오면서 행복해하던 일이 있었는가. 그리고 그 행복해하던 것을 일로써 도전했을 때에도 좋은 결과가 있었는지, 아니면 그 안에서도 불행을 찾아 마음이 괴로웠었는지 생각해보면 좋겠다.

지금도 좋고 미래에도 좋은 일이라면 재미를 붙이는 방법도 좋다. 우리는 뭘 해도 먹고 살 수 있는 시대에 살고 있다. 그래서 우리가 유익하다고 생각하는 일, 비전이 있다고 생각하는 일에 재미를 붙이는 연습을 해야 한다. 지금 유익한데 미래에 유익하지 않다면 그 일 또한 하지 않는 것이 맞다. 술을 먹는 게 지금은 좋지만, 미래에는 좋지 않은 것처럼 말이다.

어떤 유익한 일이든 간에 처음부터 심장이 두근거리고 뛰는 일은 없다. 그리고 지속하면서도 내 생각하고도 다를 수 있다. 하지만, 일정 시간이 지나고 익숙해진다면 재미가 생긴다.

운전을 배우려고 해도 처음에는 두렵지 않은가. 운전을 배우고 익숙해질 때까지는 몸이 경직된다. 허리를 꼿꼿이 세우고 목을 앞으로 쭉 내밀고 운전을 한다. 그러다 시간이 지나 익숙해지면, 한 손으로 핸들을 잡고 여유롭게 운전할 수 있다. 그러다 보면, 드라이브를 행복으로 느끼고 즐길 수 있는 경지까지 오르게 되는 것이다. 그 경지까지 올라서 현재에도 재밌게, 그리고 행복한 미래도 준비하고 있는지 생각해볼 수 있게 하는 게 네롤리의 향기이다.

네롤리의 향기는 현재를 행복하게 한다. 과거의 일들도 상처가 되면, 현재가 고통이다. 과거의 일들이 교훈이 된다면 현재의 지혜가 된다. 현재의 고통은 미래의 상처가 된다. 하지만 현재의 행복은 미래의 희망이 된다.

네롤리 향기는 우리가 어떤 일을 보든 간에 희망적이고 긍정적으로 바라보게 한다. 그것이 자신의 미래 사회를 개척해갈 수 있는 힘을 주는 것이다. 오늘 내게 힘든 일이 생겼더라도, 파산을 맞게 되었더라도 이것이 나에게 큰 교훈이 될 것이라는 생각을 할 수 있도록 네롤리 향기가 도와줄 것이다.

그리고 이 역경이 나의 인생의 대반전을 위한 큰 전환점이라고 생각하는 마음의 루틴을 가질 수 있도록 해준다. 지금은 괴롭지만, 누가 봐도 괴로운 상황이지만 내 마음이 희망적이라면 그 희망의 결과는 금방 만들어진다.

이러한 깨달음이 있기까지, 나는 향기의 힘들이 정말 컸다. 내 마음의 루틴은 항상 부정적인 것만 들추는 상태였다. 나에게는 항상 불행한 일들만 일어난다고 생각했다. 하지만 향기는 내 마음과 감정을 편안하게 해주었다. 그리고 모든 생각의 실타래를 풀어주었다. 놓아줄 생각은 흐르도록 해주었고, 필요한 생각은 명료할 수 있도록 만들어주었다. 마음이 우울할 때에도 우울한 감정으로 파고들지 않게 도와주었다. 마음이 너무 기뻐도 들뜨지 않는 상태로 만들어주었다.

현재를 행복해하고 사랑하게 되니, 과거의 일들에 후회가 남지 않았다. 과거의 일들과 고통 또한 나의 인생의 축복이 되었다. 나의 희망찬 미래를 위한 설계였구나 하는 생각이 들었다. 현재를 행복하게 지나가니, 많은 사람들이 나를 존중해주게 되었다. 특히나 남편이 나의 일과 나의 마음을 존중해주게 되었다.

현재가 행복하니, 현재에 놓치게 되는 기회비용이 아깝지가 않다. 사람은 모든 것을 한 번에 가지고 살 수는 없다. 모든 것을 지금 누리려는 욕심을 놓고, 인생을 설계해가면서 살아갈 수 있는 영리함과 지혜를 준 것이다.

계획은 인간이 하고 결과는 신이 만들어준다. 계획과 실행은 끊임없는 무한 반복이다. 우리가 매일 세수하고 이를 닦듯이 끊임없이 반복해야 한다. 왜냐하면 행복의 원리를 안다고 해도 과거의 습관이 우리를 지배하고 있기 때문이다.

항상 미래를 향한 현재의 깨달음과 실천을 반복해야 한다. 반복은 겸손이다. 그리고 그 반복을 통한 미래는 선물이다. 그래야 지배되었던 자신의 마음의 루틴에서 자유로워질 수 있다. 우리는 모두 아로마 테라피 생활을 통해 자연스러운 깨달음을 얻고, 과거와 미래를 통합한 현재, 그리고 희망이 가득한 삶을 만들어갈 수 있다.